與焦慮和解

克服過度完美主義、拖延症、害怕批評，從自我檢測中找回生活平衡的實用指南

The Anxiety Toolkit : Strategies for Fine-Tuning Your Mind and Moving Past Your Stuck Points

愛麗絲．博耶斯（Alice Boyes） 著
劉佳澐 譯

高寶書版集團

書中提及之患者案例說明如下：

本書中所包含之患者案例由多位患者之實際情況組成，且已更改細節以保護患者隱私。

臨床診療的相關資訊來自我於二〇〇八年至二〇一三年期間在紐西蘭的工作。

免責聲明：

本書內容僅供一般參考之用，不能替代個別治療。並非所有建議都適合你。

目錄
CONTENTS

目錄
CONTENTS

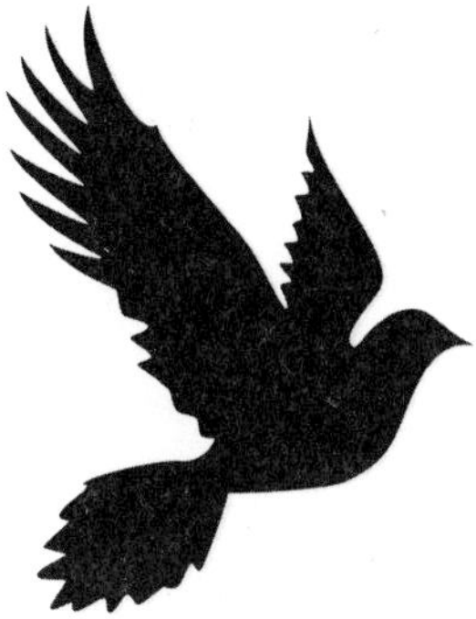

第一部分

了解你與你的焦慮

第一章
焦慮是如何運作的

以下狀況聽起來很熟悉嗎？

- 開始行動前，總是想很多。
- 很容易做出負面的推測。
- 擔心會發生最壞的狀況。
- 把負面評價看得很重。
- 自我批判。
- 只要未達傑出表現，都覺得是失敗。

如果是的話，你並不孤單，你可能正經歷著某種程度的焦慮。焦慮是一種情緒狀態，特徵包含了憂慮、緊張和不安。有四千萬名十八歲以上的美國人為焦慮症所苦，而「日常焦慮」狀態則影響著更多的人。

根據研究，我們知道，所有類型和程度的焦慮都有著類似的心理機制，即使表面上看起來，各種焦慮的形式大不相同。無論你的焦慮是以何種形式表現出來，接下來你將讀到的相關資訊，都與你息息相關，也非常有用，不管你是焦慮症患者，或者像我一樣，是天生就很容易焦慮的人。

焦慮是如何運作的

焦慮有各式各樣的表徵，從行為和情緒層面到身體和認知（這裡是指想法）層面都有。每個人焦慮的表徵不盡相同，但都可歸納在一些類型之中。下一頁表格裡，可以看到各個層面的範例。

雖然焦慮有時看起來像是個缺點，但其實是一種演化的優勢，一種能讓我們停下來審視周遭的高度警戒系統。焦慮的感受會促使我們開始尋找潛在的威脅。當你察覺了一個潛在的危險，便不會輕易地停止思考這個威脅。如果你是個試圖保護家人的山頂洞人，這的確是個優勢，但如果你是個深信自己隨時會被解雇的員工，這就不太好了。

對於我們這些正經歷著焦慮的人來說，就算沒有充分的理由讓我們過度謹慎，我們的焦慮警報還是會隨時響起。為什麼會這樣呢？因為我們可能擁有更敏感的焦慮系統。或者，我們可能一直在做一些短期內能減少焦慮的事情，像是避開那些會使我們陷入焦慮的情況；但從長遠來看，卻實際上反而增加了焦慮。

焦慮的四種層面	舉例
行為層面	・很想推遲重要但會引發焦慮的任務。 ・不斷蒐集資訊卻不採取行動。 ・行動之前亟需他人下達開始的指令。
情緒層面	・感到緊張、擔心或恐懼。
身體層面	・心跳加快，感到反胃。
思想層面	・害怕失敗。 ・當你擔心他人對你的看法時，會在腦中不斷重播事發經過。

當不實的焦慮警報響起時，也就是當你看到一些不存在的威脅，或擔心著不會發生的事情時，不要將之當作你的缺陷。用山頂洞人的角度來看，關乎生死時，比起提防未發生的潛在危險（術語稱作「錯誤肯定」，false positive），沒有察覺到真正的威脅（術語稱作「錯誤否定」，false negative）才更是個問題。因此，這種不實的焦慮警報，就像是你系統內建的一部分，讓你能謹慎行事。

當人們踏出自己的舒適圈時，都會感到焦慮。

但不踏出舒適圈，生活便會不那麼充實。由於我天生是個容易焦慮的人，幾乎生活中做出的每一個重大決定，都會讓我因焦慮而感到身體不適。但如果我不願意做出一些讓我暫時感到焦慮的決定，那麼我的生活會比現在空虛得多。

將你的焦慮減少到零是不可能的，也沒有幫助。**焦慮本身不是個問題。當焦慮升高到使你停滯，而你陷入了困境，這才是個問題。我認為這些瓶頸就像是焦慮的陷阱。我們將要來處理你對五種焦慮陷阱的反應：過度猶豫不決、反芻思考與擔憂、因完美主義而停滯、害怕建議與批評，以及逃避（包含拖延）。**

我選擇關注這五個陷阱，是因為我發現幾乎所有我協助的焦慮患者，都被這些陷阱影響著，這些是他們的共通點。這些陷阱是自我延續的，因為它們會引發額外的壓力。例如，有人猶豫不決，以至於錯過了重要的機會，結果導致財務狀況惡化；或者有人逃避建議，以至於沒有察覺可能早就可以調整的實際問題。當人們被困在這五個焦慮陷阱之中的任何一個，他們往往就會看不到大局，也無法以有效的方式解決問題。學習如何駕馭這些瓶頸，你將能夠管理自己的焦慮傾向，這樣你就可以去追求你的人生目標，無論這些目標是什麼。

本書將會如何幫助你學習成功駕馭這些焦慮導致的瓶頸呢？書中介紹的方法，根基於認知行為治療（cognitive behavioral therapy，簡稱 CBT）的原則。CBT被廣泛地認為是治療焦慮最有效的方式，並且已有數十年的研究。「認知行為」這個術語，只是意味著這種治療方式著重於思想和行為，並且強調同時關注這兩點，是獲得成果的最佳辦法。稱其為「一系列認知行為治療」（cognitive behavioral therapies）更為準確，因為這個術語實際上指的是具有相同基本原理的一系列相關聯的療法。不過，大多數人只以單一的「認知行為治療」來表達，為方便起見，這兩種說法我會交互使用。

成功解決焦慮瓶頸，需要以下三件主要的事。首先是建立自我認識，理解哪些思維和行為模式會引發及持續你的焦慮。透過焦慮研究，我們已經知道了這些模式，接著我將討論到如何學會辨認它們。

第二個不可或缺的要素是一套應對策略，當你發現自己陷入焦慮之中時可以使用。我將會分享一套策略工具包，幫助你破除焦慮瓶頸，好讓你能朝著目標前進，並感到舒適。藍圖的第三部分，是你對自己整體的信心。你要相信自己有能力運用書中的資訊和工具，來解決你目前的問題。如果你還沒擁有這樣的自信心，我們可以一起努力，特別是透過本書的第三部分。

這本書的不同之處

你可能在想，這是否也是那種極為甜膩、掛著笑臉、充滿正面思考的書籍之一。天啊，不是。「別擔心，開心點」，這種傳統常見的訊息讓我感到很不舒服，因為我喜歡為可能出錯的事情先做好準備。而且我知道有很多焦慮的人也有同樣的感受。許多焦慮的人，身邊永遠都有人告訴他們「不要擔心」、「不要有壓力」、「不要想太多」。由於不斷被告知應該要多放鬆或冷靜一下，焦慮的人常常會覺得自己天生就有根本上的毛病。這種「別擔心，開心點」的訊息，都忽略了一點，那就是研究表明樂觀和所謂的「防禦性悲觀」（defensive pessimism）同樣有益。

成功地駕馭焦慮，也包含學習接受、喜愛你的天性，與你的天性共處，而不是去對抗它。我自己就很喜歡我的性格，即使我很容易焦慮。如果你還不是這樣的人，那我希望你也能開始理解並喜歡上你的天性。一旦焦慮不再阻礙你，這就會更容易實現。如果這本書最終沒有帶給你任何東西，至少也要了解先天焦慮並不是一個錯誤。當一個喜歡深思熟慮的人，並且思考可能出錯的事，並沒有關係。就算你天生不是一個隨性或無憂無慮的人，也絕對沒有錯。你可以去考慮潛在的負面結果，只要你也能做到：

- 考慮潛在的正面成果。
- 不要將可能的負面結果視為不去實踐的理由。
- 認同自己天生有能力去應對那些不按計畫發生的事情。

在接下來的章節中，你將學到一些技巧和訣竅，讓你能在焦慮程度過高時轉換狀態。一旦你發現自己過度檢查、過度鑽研和過度思考，或因為害怕出錯而不願意嘗試一些對你很重要的事情時，你就可以運用這些小小的干擾方式來打斷焦慮。你不需要從根本上改變你的本性，你只需要理解你的思維方式並學習一些技巧，這樣你就可以用對你有利的方式，來調整你的想法和做法。

這本書還有什麼不同之處？我從曾經協助過的成年焦慮患者那裡得知，他們想要知道那些提供給他們的建議背後有哪些原理。他們希望根據自己的個性、生活方式和目標，來適應特定的策略。本書將為你提供方法與鼓勵。我也會幫助你駕馭焦慮，但最終你仍是自己的駕駛員。

我是怎麼寫這本書的？

雖然我沒有焦慮症，但我一直很容易焦慮。我曾是那種拒絕去露營的孩子，因為我害怕領隊會叫我吃我不喜歡的食物，或者叫我去做一些我本來不打算做的事。而在新學期即將開始的那幾天裡，我會因為必須去適應新的老師而感到壓力很大，進而覺得身體不舒服。

在讀研究所之前，我對自己的焦慮知之甚少。接著我接受臨床心理學的培訓，臨床心理學是一種心理診療的方式，處理諸如恐慌症、強迫症、憂鬱症和飲食障礙等問題。在認知行為治療培訓期間，我發現 CBT 大大地幫助我了解自己的思維和行為模式。我並沒有將那些用來治療臨床患者的技術加諸在自己身上，而是運用其中的原則，來改變我的思維模式和對壓力的反應方式。

當我畢業並開始自己的診療時，我發現這些來諮詢的病人們，他們最初的問題通常運用認知行為治療就能相對快速地解決。例如，當人們因恐慌症發作來接受治療，他們經常很快就會停止恐慌。如果他們因憂鬱症而前來治療，他們的情緒便經常會迅速地提升，達到不再被臨床視為憂鬱的程度。當人們遇到暴飲暴食問題時，經過幾周的治療，便會打破暴食與節食的循環。這些人並不是眼下就解決問題了，他們只是主要症狀沒有再出現。他們仍然有許多關於如何應對焦慮與壓力的疑問，並且需要額外的技巧才能夠去應對。我所學到的療法，在這個治療階段似乎沒那麼有用了，所以我開始開發自己的素材。我被我的病人帶領著，也被研究結果帶領著，更被那些讓我能處理生活和焦慮的方式帶領著。

我開始在部落格上分享我開發的素材，很快就有雜誌來接洽，要我為他們的案例提供專家的建議。我發現很多人有興趣學習如何使用認知行為方法，來解決日常問題。這些感興趣的人通常正經歷著一定程度的焦慮，但並不是臨床疾病患者。我還注意到，患有焦慮症的病人，會因為我在部落格或雜誌上寫的文章，跑來找我接受治療。他們認為有用的資訊都是一般泛用的認知行為原則，但不一定是針對他們的疾病。

隨著我的事業更進一步，我開始專注於將 CBT 原則應用為可以處理日常問題的工具，尤其是焦慮問題。由於我接受過臨床心理學和社會心理學的訓練，我能夠將這兩方面的知識融會貫通。也因此，我的方法與其他人的略有不同。我能夠將社會心理學研究（關於人們普遍的思考和行為）與臨床心理學的資訊結合起來。

接下來你將學到的方法，不僅對我有幫助，對我的病人們也很有用，我希望這些方法也對你很受用。我將要與你分享的這些方法，幾乎全部都是我仍在持續使用的。由於從我開始接受 CBT 培訓至今已有十多年了，也由於我每天都在使用這些原理和方法，我自己現在使用的方法是極度捷徑的版本。練習得越多，你就越能開發出自己的捷徑。

接下來會有什麼？

本書分為三個部分。第一部分幫助你打下基礎，讓你了解焦慮如何運作，並更好地了解自己的天性。在第二部分中，每個章節都會處理一個特定的焦慮瓶頸。每個瓶頸我都將為你提供一個可操作策略工具，讓你能解除這些瓶頸。在第三部分中，我們將介紹如何將這些素材整合到你未來的生活中，並且主動去排除解決一些人們經常會遇到的問題。我還會提供一些關於往後自我發展的建議，雖然這些建議已超過本書處理焦慮的重點。

本書的每一章都會從一個小測驗開始，讓你可以衡量這個章節可能與你相關的程度，並了解這個章節的學習目標。每個測驗問題，都會有 A、B、C 或有時會有 D 選項。而章節的內容，將會幫助你朝向「A」選項邁進。

而在本書第二部分的每一章節中，將介紹一些建議的思維和行為轉換方式。每一個思維轉換方式，都會有一個思維實驗，來幫助你做出改變。在閱讀並進行這些實驗時，你可以在手邊放一本筆記本。

以最適合你的方式使用這本書

你可以用適合你的方式來應用我所分享的素材。要記住，你的目標是要建立專屬於自己的性格焦慮處理工具，找出你喜歡的作法，並根據自己的需要進行調整。

以下有幾件事要記得：

本書是作為參考用的書。你可以根據需要翻閱任何章節。當你需要深入了解你所遇到的問題，或者想要嘗試一些新的東西時（就好像你有興致去嘗試新的食譜那樣），就可以回來翻閱這些素材。如果你開始感到訊息量超過你的負荷範圍，就停止閱讀，只要熟讀你想在生活中實行的那一部分內容即可。只要你願意，你隨時都可以再回來閱讀其餘的素材。

你可能會注意到，去思考和閱讀與焦慮有關的問題，反而會讓你感到焦慮。這種狀況發生的時間點可能有些隨機。你也許某一天拿起這本書時感到焦慮，但下次不一定會有這種感覺。老實說，也有一段時間，去書寫或談論跟焦慮有關的問題，就會引發我的焦慮。這些都是這個課題的標準過程，我們將一起度過這個課題。如果閱讀跟焦慮有關的問題，隨時都會讓你感到焦慮，那你可以選擇要不要繼續閱讀，看看焦慮會不會自然消退，或者把書擱著幾天。

你也可能會發現，閱讀比實踐要來得更舒服。你可能會發現自己不願意嘗試這些書中所建議的實驗，因為你沒辦法百分之百確定這些實驗適不適合你，或者你能不能完美地完成它們。關鍵是要去認清，你不能在嘗試之前空等著這些感受和擔憂消失。你可能會永遠等下去。好消息是，在感受到不確定的時候去採取行動，會讓你在下次又感到不確定時，比上一次更容易採取行動。專注於那些感覺可行的部分就好，哪怕只有一點點。

許多焦慮的人有不只一種類型的焦慮問題，例如，同時有擔憂和社交焦慮的問題。如果你是這樣的人，那麼你很可能會發現這本書中的跨診斷（transdiagnostic，即非特定疾病）方法十分有用。如果你認為你可能有臨床焦慮症狀的問題，例如社交焦慮症或恐慌症，那麼在某些階段中，你可能會透過一些專門針對你的問題而設計的治療方案獲得幫助（請參考網站 TheAnxietyToolkit.com/resources

中所提供的一些建議）。但無論如何，本書中的素材都可以作為治療方案的補充。

最後，有時一般的好建議對你來說不一定就是好建議。學習喜歡和接受你的本性，有一部分也能讓你有能力去忽略那些不適合你的建議。舉個例子，在我考慮自己寫一本書的很久之前，我參加了很多作者的新書巡迴。幾乎所有的講座中，聽眾裡都會有一個人詢問作者他們的寫作過程。大多數作者都會說，太陽一出來他們就會起床，因為他們需要比小孩早起，或者要趕在他們的白天正職工作上班之前起床，寫作才不會被打斷。不過，在最近的一次座談中，有位作者說他用一天中零碎的時間寫作，只要他一有想法就會寫，甚至經常是在他工作時間。這讓座談現場出現一陣沉默，因為這個答案與傳統觀念或其他席間作者的答案並不相符。然而，這位作者很清楚地了解自己的本性，並忽略了對他無用的建議。

如果你發現自己不願意嘗試本書中的某些內容，就先略過那個部分，再繼續閱讀下去。找到你願意嘗試的部分，從那邊開始讀。根據你的需求和所處的階段，找到適合你的方法。如果你嘗試了一些書中的建議但沒有用，或者某些建議不適合你，那就忽略它。這只是你開始接受本性的一個階段。讓我們從現在起開始努力。

第二章

了解多面的你

本章將介紹一些核心人格和相關聯的概念，幫助你了解你的思維是如何運作的。意識到你性格中的這些面向，將能幫助你了解你的焦慮。

先進行以下的測驗，看看本章的內容會與你有什麼樣的關聯。選擇你認為最適合的答案。如果沒有答案是合適的，就選擇一個最接近的答案。

1. 你對自己的基本天性有多了解？

Ⓐ 我很了解什麼事物會激勵我，以及什麼事物會讓我感到情緒平衡或不平衡。

Ⓑ 有一些面向的自己是我所不了解的。

Ⓒ 有很多面向的自己是我所不了解的。

2. 你覺得自己的天性之中有相互衝突的部分嗎？例如，你很想獲得新的機會，但你的天性就是會擔心事情可能會出狀況，導致你停在原地。

Ⓐ 在專注於潛在成果與擔心可能出錯之間，我可以保持兩者的平衡。

Ⓑ 有時候會覺得。

Ⓒ 是的，這大大地妨礙了我。

3. 你有多了解是哪些事物容易過度刺激到你？舉例來說，過多的社交聯繫或突然改變的計畫。

Ⓐ 我知道什麼事情會讓我感到不安。我在生活中會盡可能地減少這些事件，並且在受到過度刺激時能有效地重新調整。

Ⓑ 我希望能更好地理解這一點。

Ⓒ 我沒想過這個問題。

4. 你能區分責任感和完美主義嗎？

Ⓐ 可以，我知道過度完美主義有時會導致整體不那麼盡責。

Ⓑ 理論上可以，但實際層面上我還是經常混淆。

Ⓒ 這兩者對我來說似乎是一樣的。

5. 有些類型的小心謹慎很有用，有時候小心謹慎卻會造成你停滯不前，你能分辨這兩者之間的不同嗎？

Ⓐ 我可以分辨什麼時候小心謹慎是一種優勢，什麼時候則不是，我也可以視情況調整我的行為。

Ⓑ 有時候我會意識到我太過小心謹慎，但我似乎無法控制這一點。

Ⓒ 我通常不會注意到自己過於小心謹慎，如果我有注意到，也是事隔許久之後。

6. 你能夠駕馭自己性格的各個面向嗎？例如，如果你是一個非常執著的人，當遇到稍微放下會比較好的情況時，你能否馬上調整你的行為，而不是繼續朝著問題橫衝直撞？

Ⓐ 大部分時候都可以。

Ⓑ 有時候可以，有時候不行。

Ⓒ 不能。

以下是你答案的解析。如果你的答案：

大部分是 A

你很了解自己，而且能夠克制任何你所擁有的強烈傾向，使這些傾向成為你的優勢，而不是造成你的麻煩。你可能不需要本章中的所有資訊，但或許還是會找到至少一兩個有用的訊息。

大部分是 B

你在某種程度上了解你自己，但有時難以調整你的主導傾向，這種傾向有時候不一定會帶來最好的結果。本章為你提供了一個機會，讓你能進一步且更詳細地了解自己的運作方式。

大部分是 C

你可能會發現自己與其他人有所不同，並對此感到困惑或羞愧。本章將幫助你好好地了解你的天性，了解如何能更容易與你的天性共處，並且減少你的過度焦慮。本章還將幫助你辨認哪些時候的小心謹慎，會讓你陷入適得其反的狀況之中。

想要更輕鬆地管理你的焦慮，你需要去了解的不是其他焦慮的人，而是要了解你各個面向的自我。我所謂的「各個面向」，不是單指你的焦慮傾向，而是指你的天性。例如，焦慮且隨和的人，與焦慮且不隨和的人就有所不同。很隨和的人對焦慮的反應，可能是會妥協於那些讓他們感到不舒服的事情，不隨和的人對焦慮的反應，則可能會開始挑剔他人的想法，或只看到計畫中的缺陷，導致他們選擇退出那些可能會很棒的合作。

由於每個個體的思想和行事風格，都是由各種各樣的特質塑造出來的，不僅僅是焦慮，我簡要地介紹一些核心相關的概念也十分重要，這將有助於你理解自己是如何運作的。我無法涵蓋所有內容，但以下這些個性和性情，都是我和容易焦慮的人最常談論到的部分。理解這些概念將幫助你在需要搞懂自己時，能獲得更廣泛的自我認識，幫助你發現最好的運作方式，並增強你更積極的自我接納。本章中的每一部分並不一定與每個讀者都有所關聯，但就算有一些部分與你不相關，這些內容也可以幫助你了解其他人。

內向與外向

在刻板印象中，焦慮的人通常會被與內向的人畫上等號。這種看法有一定的道理，從統計上來說，患有焦慮症的人的確更可能是內向的。然而，我也諮詢過一些個性外向的焦慮患者。

舉例來說，在某些方面，內向的人更容易受到社交焦慮的影響。當這些具有社交焦慮又內向的人，盡量去與自己的社交焦慮共處，並建立出一些讓他們不再感到焦慮的緊密人際關係，他們通常會覺得這樣就很好了。但具有社交焦慮又外向的人，渴望的卻不只是一小撮知己和親密的人而已。

如果你是焦慮且外向的人，要認可你的外向，更要認可外向與焦慮共存是一件很正常的事（即使有點不太常見）。隨著我們繼續下去，我將幫助你了解焦慮背後的心理，讓你知道為什麼焦慮會使你對渴望的社交互動感到卻步，也使你無法忠於自己外向的天性。一旦你理解了為什麼你會退縮，你就能夠使用認知行為工具來克服這些心理障礙。

高敏感人格

有時候，內向或焦慮的一部分特質，會被與心理學中的高敏感人格觀念混為一談，因為兩者特質密切相關。高敏感人格（Highly Sensitive Person，簡稱 HSP）的一些典型特徵包括：

- 對事物感受深刻。
- 同時面對太多事情時很容易不知所措。
- 很容易感到受傷。
- 對他人的情緒十分敏感。
- 對於負面的消息感到沮喪，即使事情發生在他們不熟悉的人身上。
- 難以隱藏他們的真實感受，例如對某個主題缺乏興致時。
- 難以過濾特定類型的刺激，例如容易對背景噪音或材質粗糙的衣物感到惱怒。

具有許多以上這些傾向的人，不見得也是個焦慮的人。然而，如果他們被迫進入一個環境，裡頭的刺激超過他們所能負荷的範圍，他們往往也會感到焦慮。例如，我有一個諮詢對象的症狀就很像憂鬱症加焦慮症。這個平常很快樂的人，卻經常感到想哭、無法集中注意力，並且一直很煩躁。我們後來同時發現，問題是出在她的公司將她轉調到一個開放式的辦公空間。她無法過濾掉工作空間變化所造成的一切過度刺激。這是一個很好的例子，說明了你需要了解自己的本性，進而去了解你的焦慮和情緒。如果你認為自己可能是高敏感人格，建議你將伊蓮．艾融博士（Dr. Elaine Aron）的《高敏感族自在心法》（*The Highly Sensitive Person*）拿來與本書一起閱讀。就像閱讀任何一本書一樣，吸收你認為有用的部分，然後忽略其餘的部分。

預防定向 VS. 促進定向

焦慮常常與「預防定向」（prevention focus）有關。預防定向意味著專注於防止不好的事情的發生。相較之下，「促進定向」（promotion focus）則意味著專注於獲得新的機會和成果。雖然大部分的人都可以歸類為其中一種，但也可能同時強烈地具備這兩種特質，這意味著你一直很想避免錯誤和傷害，又同時想去尋找機會。這可能會導致你在前進和退縮之間躊躇不定。

有時，焦慮和「預防定向」之間的關聯性，會使焦慮的人被推斷為可能更適合著重保守、謹慎和維持現狀的工作與職涯。根據我與患者合作的經驗，這些類型的職業，有時反而會使高度焦慮患者的情況變得更糟糕。例如，醫生都需要非常仔細和謹慎。對醫生來說，不夠小心就可能會帶來災難性的後果，這是一個必須不斷被強調的重點（也是一個正確的重點）。然而，對於那些本來就已經夠擔心的人來說，這種必須隨時隨地小心謹慎的工作，有時會使他們過度擔心和反覆檢查的傾向更加惡化。

我也見過這種情況發生在其他職業。在那些工作中，高度重視並鼓勵關注細節，例如平面設計。從事一個鼓勵「對小細節緊張到冒汗」的工作，有時會導致這種情況蔓延到他們的私生活中。如果你處於這種情況中，你不需要換工作，你只需要去了解，這些能讓你在工作中取得成功的方法，可能不一定適用於所有情況。

感官刺激尋求

如果你具有焦慮的傾向，但去從事一個著重於避免錯誤的工作，對你來說似乎很無聊，那麼你就是所謂「感官刺激尋求」（sensation seeking）者。高度尋求感官刺激包括了享受風險成分和渴望新鮮事物。如果你同時高度尋求感官刺激又高度敏感，你可能感覺自己像是在兩種狀況之間走著鋼索，一邊去做一些令你興奮的事情，又同時希望自己不要被新鮮事物所帶來的刺激給淹沒。

這些術語看起來可能令人感到困惑，這是因為心理學中不同領域的研究會運用各自的術語，用來描述這些重疊（但並不相同）的概念。你不需要太擔心細微差別。重要的是，有些人野心勃勃、有競爭力、大膽思考、追求新奇，但他們的天性中可能還有其他因素，會使他們很容易感到不知所措，或當他們謹慎的本能被激發時，他們會突然猛踩剎車。具有這些看似是競爭傾向的人，也可能會從本書的素材中獲益匪淺。如果你的天性有點複雜，用一本筆記本記下來，對於思考會很有幫助。

面對改變

人與人之間，其中一個根本上的不同之處在於，每個人在遭遇改變或面對可能的改變時，會產生不同的情緒強度。例如，當計畫在最後一刻遭到變更，或者必須與有別於以往的合作對象共事時，有些人覺得難以接受。這些需要時間和心理空間來適應變化的人，不一定都會感到焦慮。但是，如果不給他們適應變化的時間，或他們不允許自己花時間去適應，又或者，當他們沒有精力去應對這些計畫中的小變化時，他們就會出現焦慮感。

這些需要更多精力來處理變化的人，一直都是這麼死板且沒有適應力嗎？不是的，他們仍然可以非常有適應力，只要他們擁有足夠的自我認識，能夠以適合自己天性的方式來面對變化。如果他們在生活中有日常習慣、例行事務和人際關係，能夠給予他們基本程度的一致性和熟悉感，他們通常能以最好的方式運作。有可能只是每天吃一樣的早餐、擁有一段長期穩定的關係或周末去做些他們喜歡的例行活動，如此簡單的小事，當生活中有一些穩定、熟悉的元素，就能幫助人們去忍受其他地方的變化。

值得注意的是，你也可能既對於變化感到興奮（也就是一個尋求感官刺激的人），又同時認為變化會造成心理負擔。人性是很複雜的！

隨和與不隨和的焦慮者

前面我提到過，有的人很隨和，有的人則不隨和。大致上的隨和或不隨和是基本的一種人格特質。而就像所有人一樣，焦慮的人也可能分成隨和或不隨和的。要分辨出自己是哪一種，也是需要透過學習的。隨和的人通常會傾向優先考慮與他人和平共處，當他們看到別人的想法或計畫出現問題時，他們可能不想去惹事生非。相較之下，性格較不隨和的人，就可能會低估與他人和平共處的重要性，並且在建立人際關係這方面投入得比較不夠。

一旦你能夠分辨出你的特質是哪些，你就可以記住這些特質，並根據需要來調整你的反應。例如，如果你焦慮又難相處，你可以只說一些該說的話就好。畢竟，你的天性是希望避免事情出錯。我媽經常說我和我的繼父是那種「一開始都說不要」，後來才有可能會說「好」的人。而她自己則是一個非常隨和的人，所以常常在一開始就不自覺先說「好」，而且很少最後反悔。

如果你又焦慮又隨和，你可能會發現自己經常過度承諾一些事情，因為你會高估說「不」的潛在負面後果；你還更有可能因為擔心別人對你的看法，而不敢說出你想說的話。你將在本書中學到的技巧，能幫助你達到平衡，讓你既能和他人相處，又能保有其他考量，例如掌控自己的行程，或說出自己的想法。

無論你天生是隨和還是不隨和的人，你都可以忠於你自己的本性，同時去學習如何調整心態，避免產生偏見和影響你的人際關係。

責任感

並非每個焦慮的人都責任感很強，但因為你正在閱讀的是一本以 CBT 為基礎並自我幫助的書，所以你應該有一定程度的責任感。責任感是一種人格特質，具有強烈的職業道德，並且會徹底而有序地完成任務。責任感強烈的人學習認知行為原則和技巧，通常都會獲得特別好的成果。為什麼呢？因為認知行為治療十分有條有理，這個特色往往讓他們很喜歡。他們可以做得很好，因為他們會努力自我學習，並致力將所學應用到他們的生活中。焦慮的人有時會低估自己的責任感，所以一定要對你的責任感有足夠的自信。

要明白責任感與完美主義是不同的。舉例來說，完美主義者可能會花很多時間，試圖將某件事情做到「盡善盡美」，導致他們沒有任何多餘的精力去完成其他重要的任務。完美主義和責任感常常可能造成相反的結果。例如，在一個針對老年人的研究中，完美主義有可能增加死亡風險，而責任感則可能降低風險。減少完美主義，但保留你的責任感，對你有很大的好處！

許多你將在本書中學到的方法，將幫助你減少完美主義帶來的反效果，本書中更有一整章專門在討論這個問題（第六章）。現在，接下來的兩個練習，將幫助你區分有用和無用的小心謹慎類型，並了解這些小心謹慎與焦慮之間有什麼樣的關聯。

有用的小心謹慎

我將舉出一些例子，說明焦慮會如何激發有用的小心謹慎。焦慮的適應功能是讓你警惕危險，一旦了解這一點，你就會開始明白，只要把你的焦慮傾向引導到正確的方向，它就可能會對你有益。

實驗：在下面的表格中，左欄是一般的原則，而右欄則是我的範例。我將在本書中不時分享我自己的例子，以保持真實性，並避免因為分享了其他人過於具體的例子，而破壞患者的隱私。

試著針對你有共鳴的那些項目，舉出一些你自己的例子。有些人一被要求舉例，腦袋就會一片空白。如果你也是這樣，沒有關係，讀我的例子就可以了。

天生焦慮的例子	責任感和小心謹慎如何促成好結果
當我制定計畫時，我會考慮可能出錯的地方，因此制定了備案。	• 我去海外旅行時會多帶一張信用卡，以防主要的那張卡會因為某些原因而無法正常使用。
發現有點不對勁時，我就會採取預防措施，盡量減少潛在傷害。	• 我會保留發票，以防我想退貨。 • 如果有客服打來說明一些事情，而我擔心對方說的可能有問題，我會回撥給那家公司，要求他們記下我剛才被告知的資訊，並回覆給我內容是否正確。我還會要求他們告知我剛才那位客服的員工編號。
當我在做研究時，我會研究得非常徹底。	• 我絕對不會到了海灘度假，才發現現在是雨季。
因為在意他人眼光，所以我很有禮貌，並準備充分。	• 我會在看診之前，記下一些簡短的筆記或問題。 • 看診時我也會寫筆記，與我交談的人會感受到我很重視他們所說的話。
我做事很小心。	• 我做事有條不紊，所以我不會搞丟鑰匙，或出門忘了關瓦斯。
做決定前我會仔細考慮。	• 當我要買東西時，去商店前我會先在網路上研究一番。我頗喜歡這麼做，這樣可以節省衝動購物之後又要跑去退貨的時間。
因為我總是會察覺問題，所以我不太容易吃虧。	• 若事先知道我在國外會需要搭計程車時，我會事先查出大約的價格。

造成反效果的小心謹慎

同樣是小心謹慎，某些情況下很有幫助，在某些情況下卻可能造成停滯不前。你可能會因此錯失大好機會，或被細節困住，而不去解決更要緊的問題。極度謹慎的傾向也可能導致人們不去嘗試建立關係，無論是友誼、愛情、生意或合作關係。發展任何類型的緊密關係，都會存在一定的風險。因此，在某些情況下，因焦慮而產生的自我保護本能，會使人們變得孤立和孤獨。焦慮的人有時會不惜一切代價去避免感到脆弱，即使這意味著變得孤獨，或者孤立於同儕之外，會阻礙他們事業的成功。

實驗：下表中的原則列表與第一個實驗中的相同。但這次我舉了一些自己的例子，來看看這些相同的傾向如何變得毫無幫助。雖然大多數時間我都設法避免陷入這些焦慮的陷阱，但我仍然發現自己偶爾會陷入其中。如果你感同身受，可以多思考一下或寫下一些你自己的例子。或你也可以在右欄中打個勾，表示「我也是這樣」。

天生焦慮的例子	責任感和小心謹慎如何造成反效果
當我制定計畫時，我會考慮可能出錯的地方，因此制定了備案。	・我有時會發現自己不願意去做嘗試，因為擔心可能出問題。
發現有點不對勁時，我就會採取預防措施，盡量減少潛在傷害。	・我有時會花費大量的時間來防止一些不重要的部分出問題，導致我沒有時間和精力去處理更重要的部分。
當我在做研究時，我會研究得非常徹底。	・我有時候會陷入長時間的研究之中。
因為在意他人眼光，所以我很有禮貌，並準備充分。	・有時我會太在意他人對我的看法，導致我會去嘗試控制別人應該如何看待我。我會表現得很有控制欲，或最後在腦中不斷重播當時的對話，想知道我當時說的是不是對的。 ・太在意他人對我的看法，有時會讓我直接結論，認為對方就是不喜歡我，但通常這不是真的。因為我感到自己受到負面批評，我的行為就變得不那麼敞開心胸或友好，有時反而會真的造成別人不喜歡我，正好落入自己當時的預設之中。
我做事很小心。	・有時我會在事情上花費過多時間，多到有點荒謬。 ・我有時發現自己會過度反覆確認一些細節，而忽略了其實更重要的其他工作。
做決定前我會仔細考慮。	・我有時候會為了一百塊考慮好幾個小時，但如果把這些時間花在工作上，我可以賺個兩三百塊。
因為我總是會察覺問題，所以不太容易吃虧。	・我有時會對其他人過度懷疑，導致我會去避免跟他人合作。

調和你的思考型態與行為

強烈的人格特質有時可以為你提供巨大的競爭優勢，讓你超越其他人。這些特質可以幫助你實現一些其他人做不到的事。然而，訣竅是要懂得去調整這些人格特質，讓這些特質不會凌駕於你的本性之上。例如，高度執著可以是一個巨大的優勢，焦慮的成功人士常常有這種特質。但如果你非常執著卻無法控制你的執著，在需要你暫時放手的情況下，你就可能很難做到。你可能會發現，當你困在一個毫無進展的任務之中時，你很難收手；或當你正面對一場毫無結論的爭執時，你不但很難放下，還會使衝突越演越烈。當一種特質越極端，就越有可能成為一把雙刃劍，有時候很有用，有時卻不是。

到目前為止，我們正努力讓你更入微地理解自己的模式。接下來在閱讀本書的過程中，你將學習如何去調整那些你發現不太有幫助的模式，同時保留對你有幫助的特質，並幫助你感覺忠於自己的天性。

第三章

你的目標

人們陷入嚴重焦慮的其中一種原因，就是他們往往過度關注如何避免焦慮。越想避免焦慮，反而會越發焦慮。當人們花太多時間過度關注焦慮，就也往往會對自己的能力失去信心，變成一個只會擔心和想太多的行屍走肉。本章將幫助你與那些焦慮以外的目標重新聯繫起來，如此，當你朝著目標前進的同時，也遠離了過度焦慮。

先進行以下的測驗，看看本章的內容會與你有什麼樣的關聯。選擇你認為最適合的答案。如果沒有答案是合適的，就選擇一個最接近的答案。

1. 你是否曾因為你的焦慮程度失控，而擔心自己很軟弱或者有毛病？

Ⓐ 從來沒有。

Ⓑ 有擔心過其中一種可能。

Ⓒ 你怎麼知道？這兩種可能我都擔心過。

2. 你是否曾發現自己過度關注你的焦慮症狀？

Ⓐ 不曾。

Ⓑ 很少。

Ⓒ 有，我像關注天氣預報一樣關注我的焦慮。

3. 你是否曾因為焦慮而逃避追尋自己的目標或夢想？

Ⓐ 沒有，雖然焦慮讓人感到不愉快，但若能完成目標和夢想，我願意忍受過程中經歷的任何焦慮。

Ⓑ 我因為焦慮而沒有去追尋某些目標和夢想，即使我很想去追尋。

Ⓒ 當我站在超商裡翻閱心靈雜誌，看到「過你最想要的生活」這樣的主題時，我的心就會往下沉，因為我並沒有過著最想要的生活。

4. 有些目標對別人來說或許不太重要，但對你個人卻很有意義，你能不能分辨出來？

Ⓐ 我很了解我是怎樣的人，也很了解我的興趣喜好，我很容易就能想出幾個與之相關的目標或夢想。

Ⓑ 我有想到一些古怪的目標，但要我去追求這些目標，我會覺得有點不好意思又有點不確定。

Ⓒ 我對自己不太了解。導致我很難去發現自己獨特的目標和夢想。

5. 你的自我肯定是否來自你人生中各個不同的層面，或是主要來自其中一兩個領域（例如：你的長相、你的事業成就、或你為人父母的角色）？

Ⓐ 我的自我肯定來自各種不同的大小事，無論是我會做好資源回收，或是朋友想再吃一盤我煮的泰式咖哩，都可以是我的自我肯定來源。

Ⓑ 我 85%以上的自我肯定來自其中兩種領域。

Ⓒ 我 85%以上的自我肯定都來自單一領域。

6. 你是否願意忍受脆弱感？

Ⓐ 願意，我追尋有意義的事物，即使過程中必須忍受會感到脆弱的時刻。

Ⓑ 忍受脆弱感對我來說很困難，我通常會避免那些可能會讓我感到脆弱的情況。

Ⓒ 即使只是聽到「脆弱」這個詞都讓我很想逃跑。我致力消滅這種壓力和不舒服的感受。

以下是你答案的解析。如果你的答案：

大部分是 A

雖然焦慮是你生活的一部分，但你不會因為焦慮而逃避你的目標和夢想。你很了解自己，你的目標就像一面鏡子，反映了你是一個怎麼樣的人。你明白去追求讓生活更有意義的事物，總會需要經歷一些神經質和焦慮。

你相信自己有能力應對這種情況。你的自尊來自不同的層面，而不是只依附於你生活中的某一個範圍。當生活中其中一個範圍沒有按照計畫進行時，你的多元化能為你提供一些心理上的緩衝。你只要很快速地瀏覽本章即可。

大部分是 B

你對自己追求目標和夢想的能力失去了信心，但還沒有到讓你停止追求所有目標的程度。當焦慮越是增加，你的生活將越趨萎縮，本章將幫助你了解這背後的心理機制，並讓你學習如何扭轉這種模式。

大部分是 C

避免焦慮已經成為你生活中的一個重點，而其他目標已經逐漸消失。你對自己失去了信心，並可能感到焦慮已經占據了你的生活。本章將幫助你了解焦慮像雪球一樣越滾越大的心理過程，並讓你學習除了減少焦慮之外，如何去重新發現目標和夢想。

當人們花費越多的時間和精力來控制他們的焦慮，他們的精力就越容易被消耗殆盡。在本章中，我將解釋為什麼關注你的焦慮反而會使之升高。**接著你將了解到，想要減少焦慮，你需要做的是去發現或重新找出對你而言重要的目標，而不只是去避免焦慮。**我會告訴你如何重新與你的目標聯繫起來，並增加你的彈性。

讓我們解開焦慮的心理機制，了解它為什麼會像雪球一樣越滾越大。

試圖消除焦慮會造成更多的焦慮

當焦慮成為某人的一個主要問題時，通常是因為這個人已經陷入了一種無限延續的循環中，為了在短期內減少焦慮所做的事情，長期下來反而導致焦慮加倍成長。讓我解釋為什麼會這樣。

讓我們來談談恐慌發作的人。恐慌是如此令人不愉快，這個人理所當然會去避免可能引發恐慌的情況。他可能會開始避免一些事件，例如公開演講或週末去商場。矛盾的是，當這個人越是避開特定情況，他對下一次恐慌發作的焦慮感就越強。於是開始有越來越多的情況會引發他的焦慮，而這個人也開始有越來越多想避免的事。接著問題開始像滾雪球一樣，越滾越大。因焦慮而逃避事情，術語上稱作「逃避因應」（avoidance coping）。這是導致焦慮增長和持續的主要機制之一。這也將是我們要反覆討論的主題，尤其是在第八章，主要討論如何克服逃避。

讓我們看看另外一種例子：飲食障礙疾患擔心體重增加，因此越吃越少。

剛開始他們可能會避免吃奶油。這讓他們暫時感覺好一點，但很快地，其他類型的食物也開始讓他們焦慮，並擔心會增加體重。於是他們也開始避開這些食物。這個循環持續著，最後他們可能只吃米果和芹菜棒。避開的食物越多，他們對食物的焦慮也就越嚴重。當焦慮上升到一個程度，想到要吃正餐就會讓他們感到害怕，這時他們通常會開始想說自己是不是瘋了（是的，比起全球暖化，他們更擔心酪梨的脂肪克數，即使是患有嚴重飲食障礙的人，他們都知道自己的擔憂有點怪）。

「愛麗絲，這不是一本關於焦慮的書嗎？你為什麼要提到飲食障礙？」好問題。我提到飲食障礙是因為表面上看起來完全不同的心理健康問題，通常具有相似的潛在心理機制，就連那些不一定被歸類為焦慮的問題，例如飲食障礙和憂鬱症也大多相似。這也是為什麼我可以自信地說，這本書中的建議，能適用於具有焦慮相關問題的人。

讓我們再來看看一個沒那麼嚴重的例子。布莉琪想到要修理電腦和發電子郵件給會計就很焦慮，因此她請搭檔史帝夫幫她做這些事。焦慮時越依賴親近的人幫忙，焦慮感就越有可能增長。隨著時間的推移，他們會越來越感覺自己不稱職。他們會越來越懷疑自己，認為自己是不是沒有能力去應對那些讓他們焦慮的情況。接著有越來越多的情況會引發他們的自我懷疑。而與親近之人的關係也可能因此受到影響。

人們經常會發展出某些慣例或習慣，試圖用來掩蓋他們的焦慮。無論是避免「不該吃的食物」，或者只去某些地方、只和某人一起做某些活動，甚至是洗手至少要洗幾秒鐘，都是一種試圖掩蓋焦慮的行為。同樣地，這些慣例有助於在短期內緩解焦慮，但從長遠來看，卻反而會增加焦慮，並且會消除自信心。但好消息是，認知行為策略非常有效，尤其是防止焦慮失控，並逆轉惡性循環。

自己貼上「有毛病」或「軟弱」的標籤

當焦慮變得嚴重時，本來自認「正常」或者至少

「算是正常」的人，通常會開始懷疑自己是不是有毛病。如果你的焦慮已經造成了這種狀況，先不要絕望。當人們陷在焦慮中進退兩難時，就是會這樣：你逃避那些讓你感到焦慮的事情，但最終總會更加焦慮。唯有當你停止那些會增加焦慮的行為（這本書將會幫助你），你才會開始覺得你的心智再次屬於你自己。

當人們的焦慮沒那麼嚴重時，他們要擔心的就不是自己有沒有毛病了。取而代之的是，他們常常會感到焦慮阻礙了自己的發展。而如果他們沒有像想像中一樣，在自己的目標上取得大幅度的進展，他們就會開始自我懷疑，認為自己根本就是個弱者或無能的人。有些人認為焦慮使他們變得破碎，而且不值得被愛。他們可能會質疑自己是否有能力與他人建立美好的關係，或質疑自己是否注定要遭到拒絕，並過著孤獨的人生。

過度檢視

除了「逃避因應」這種行為模式會導致焦慮像雜草一樣不斷叢生，「過度檢視症狀」也會。你是否曾經無法入睡？最後你看著時鐘，計算著自己輾轉反側了多久。「我花了四十分鐘嘗試入睡！」又過了一個小時之後，你想著；「現在兩點了，距離起床上班我只剩下五小時。」時間一分一秒地過去，你的壓力也越來越大。第二天，每當你打哈欠時，你就會對今晚的睡眠感到擔心。最後，當你上床睡覺時，你對入睡的焦慮就變成了一種自我實現的預言。聽起來很熟悉嗎？這就是當你過度檢視某件事時，一定會發生的自然模式。

同樣的模式也會發生在焦慮症狀上。當一個人越是密切地檢視自己的焦慮症狀，他就會越有壓力。當人們把減少焦慮當作主要任務時，他們通常會大量自我檢視，想知道在某些特定時刻中他們有多麼焦慮，或他們遇到了哪些會引發焦慮的情況。

他們可能會在一早醒來，就立刻自問：「我今天會有多焦慮？」但整體來說，這往往會使他們焦慮感變得更加嚴重。

你是否也曾經有過這種情況，關注焦慮症狀反而使之增加了？

人們有時認為，他們應該要先減少焦慮，再開始考慮其他目標。然而，過度關注焦慮並沒有幫助，因此這是個錯誤的方法。你首先需要做的是清楚記住自己的目標，然後思考該如何在不被焦慮擾亂的情況下去追求目標。現在我們就來看看如何做到。

重新發現你的目標

這個小節是關於與你最深層、最重要的目標聯繫起來。你的目標不必像是「變得很有錢，可以跟名人交朋友」，也不需要從任何一個沒有直接參與的人那裡獲得認可。你的目標應該是要對你個人有意義的。

找到目標，讓你在追求過程中，願意忍受焦慮

如果你的焦慮很嚴重，可能會讓你的生活變得渾渾噩噩，焦慮問題可能會不斷消耗著你的精力，導致你沒有辦法去關注其他事情。

這是可以理解的。但克服焦慮真正需要的，是往某些其他事情邁進，而不僅僅是遠離焦慮而已，因此需要你去重新發現自己的目標。你需要找出一個能真正點燃你熱情的目標，並且在追求這些目標的過程中，值得你去忍受隨之而來的焦慮感。找到這種目標的過程是非常私人的。

實驗：你是否能想到任何一件事物，讓你想要得到它的渴望多過於感到害怕？可以是任何東西，從投資房地產到開始慢跑都可以（有時焦慮的人會避免劇烈運動，因為運動的感覺跟他們焦慮時的身體症狀很像）。如果你現

在無法想出任何事物，本章其餘的部分或許可以激發你的思考，又或者你可能需要沉浸個幾天來想出答案。

目標不需要很大，但要對你很重要

閱讀商業和成功人士的書籍時，我常常感到很匱乏，因為這些書似乎是針對那些懷抱著遠大目標的人。不應該去假設我們每個都想要成為大公司的總裁，或者都擁有那種信心和自我肯定，去實現那些雄心壯志。試著去想想你個人獨特的目標。你的目標不一定是想要坐頭等艙或開公司。也有可能是你想要花一年的時間旅行、成為某個網站的劇評、錄製個人廣播、寫一本散文、去參加動漫博覽會，或者去擔任很有意義的志工。不要害怕認可你獨特的個人目標，無論這些目標看起來多麼古怪（或傳統）。

當你在思考目標的時候，要記得，雄心壯志並不一定就比沒那麼具有野心的目標來得更好。很多人一輩子只想去三十個國家玩，不一定要去到兩百個那麼多。也有很多人寧願經營小公司而不是大企業。還有很多人只要買一間小房子就好，不必比他們所需的空間大上三倍。

就算你目前還沒有任何計畫來實現你的目標，你還是可以擁有目標。例如，我的一個特殊目標是想拜訪谷歌，並不是想去那裡工作，也不是要開一間像谷歌一樣成功的公司，我只是想去拜訪那裡而已。我本來也沒有預期這個機會很快就出現。然而，當我的朋友蓋・溫奇博士（Guy Winch）博士跟我說他將在谷歌的紐約園區裡進行新書演講時，機會就來了。當下，我得決定自己是否有勇氣詢問他，告訴他我想要一起去。當下我只有兩種選擇，一種是說出來，另一種是向我的焦慮妥協，只因為太擔心蓋會覺得我的請求很怪異或很冒昧。結果呢？我想去的願望戰勝了提出請求的焦慮感。蓋則說他很樂意讓我去拜訪。而且當天參訪的體驗完全符合我的期待！

我常常很驚訝自己實現了許多古怪的目標。例如，我曾經和我最喜歡的百老匯演員一起去星巴克。怎麼做到的？在當時極度崇拜這位演員的狀態之下，我開口問她，而她同意了。我至今仍然覺得當時很尷尬，但儘管如此尷尬，這可是我人生中最精彩的一件事！如果你有些目標端不上檯面，讓你感到尷尬，那也沒關係。

實驗：對你來說很重要的特殊目標是什麼？這個小實驗的目的只是要讓你認可自己的目標。

意識到你的目標受限於自己的焦慮

正如前面所說，小目標和大目標一樣有意義。然而在某些情況下，人們的目標會受限於他們的焦慮。重要的是要去察覺到什麼時候會發生這種情況。自我價值感不穩固的人，可能會不敢設定太具野心的目標，因為他們擔心別人會認為他們過度自信或過度自我。然而，設定太不具野心的目標，有時也會適得其反。例如，那些不敢擁有遠大志向的人，最後可能會交差了事或工作效率很低，因為他們沒有去想得更大更遠，因而沒有專注去發展出伸縮自如的做事方式。

有時我們會設定較小的目標，因為我們「害怕成功」。當人們談論對成功的恐懼時，他們談論的通常是他們預期中，會隨著成功而來的焦慮感。你可以面對並解決這種恐懼，但首先你要確定你真正焦慮的是什麼。

實驗：你是否有一個感興趣的目標，但焦慮導致你選擇了比原本更小的目標？你是否能具體地說出你所擔心的是什麼？例如，你可能擔心成功意味著你會被淹沒在信件之中，並且社交需求也大幅增加。你可能擔心你失去自己的時間，生活無法再感到平衡。你該怎麼解決這個恐懼呢？舉例來說，如果更大的成功意味著處理不完的信件，你可以做些什麼來應對？

如果你不再害怕成功，你會設定哪些更大的目標？

敞開心胸接受機會

實現個人夢想並不總是出於對目標不懈地追求。有時你需要對生活敞開心胸，就能實現夢想。如果你因為焦慮感而限制了自己的生活，那麼你就會錯過意外實現目標的機會。舉一個例子來說：我有個朋友很想要見到作家麥爾坎．葛拉威爾（Malcolm Gladwell）。在她這輩子最想見到的人之中，他幾乎是排在前幾名。她從紐西蘭前來紐約市拜訪，結果在咖啡廳裡，發現自己就坐在他的對面。這是一個令人難以置信的幸運巧合，但如果她坐在紐西蘭的家中，而不是坐在紐約西村，這件事就不會發生了。

實驗：您是否曾經因為天時地利而達成目標或夢想？你是否曾注意到，當你只關注你的焦慮時，你所能碰到的機遇就變少了？

擁抱你的天性

正如我們在前一章中所討論的，無論你喜不喜歡尋求刺激，這都是自然的，並且和你的人格密切相關。如果你的目標很少，可能是你對於新奇和刺激體驗的偏好沒有這麼多，而不是你缺乏目標。就算你一直在想新的目標，那也沒什麼不好，表示你對新奇和刺激的需求是迫切的。

設定能增加彈性的目標

建立彈性是一種防止自己因焦慮而脫軌的方法。彈性是指你面對壓力和挑戰時，所擁有的力量和方法。你在本書中學到的所有技能，都將幫助你提高彈性。

以下我將分享兩種方法，可以提高你的彈性，來因應你所選擇的目標類型。

追求意義，而不是幸福

感覺幸福就像感覺溫暖一樣，都是一種感覺很好的狀態。這聽起來可能並不直觀，但直接關注如何追求幸福，並不一定是增加幸福感受的最佳方法。就像關注焦慮並不一定是減少焦慮最好的方法。

那麼還有什麼方法可以致力增加你的幸福？有一個更好的想法，那就是專注於追求有意義的事物。我並不是建議你一定要從事「德蕾莎修女式」的那種活動。帶給你意義的可以是任何事情，無論是為你的朋友做飯，或者是在你的車庫裡慢慢地做點事情。

當你在某些時刻感到不快樂時，去追求意義而不是一味地追求幸福，才能幫助你感到更加平靜。這麼做可以紓解情緒上的碰撞，那些隨著錯誤、失敗和失望帶來的情緒都會得到緩和。有研究顯示，唯有當你認為壓力是有害的，進而無法應對壓力時，壓力才是真正有害的。如果壓力是建構大局之上，讓你的生活充滿意義，那麼你就更能相信自己是有能力應對壓力的。

實驗：對你而言，什麼會讓你的生活有意義？不要回答你認為「應該」回答的答案，要找那些對你來說真的有意義的事物。

讓你的自我肯定多樣化

另一種能提升彈性的方法，就是讓你的自我肯定來源更加多樣化。就像把所有的資金都投入在單一股票上是有風險的，將所有象徵「自尊」的雞蛋全都放在同一個籃子裡，對你的心理健康也會造成風險。假如你的自我肯定幾乎完全來自於你擁有的事業成就、擁有平坦的小腹，或擁有一個很帥的男友或很美的女友，一旦你的職涯發展卡關、體重增加，或者你的伴侶甩了你，那麼你就會面臨更大的心理危機。如果你的自我肯定來源不只是維繫於一個或兩個領域，你就會感到不那麼焦慮。

實驗：自我肯定包含了擁有自我價值感和有能力的

感受。例如，自我價值的來源可能包括了愛人和被愛、能讓別人感到自在，或是你能為社會、你的領域或你所處的群體作出積極的貢獻。而有能力的感受，則可能來自於你擅長電腦工作、可以煮一頓十人份的晚餐，或能夠按時支付帳單。嘗試提出三個自我價值的來源，和三件你能勝任的事。這個實驗的目標是讓你辨認出那些被你低估的範圍。

你的目標將成為你的指南針

既然你已經讀完了這一章，你的目標清單上，有哪些是你想要達成多過害怕嘗試的呢？即便感到焦慮和脆弱，但你仍願意追求的又是什麼呢？你在本章中辨識出的目標，就是你接下來閱讀本書時的指南針。當你閱讀其他章節時，這些目標將為你提供方向感。閱讀時，要記得你正在追求的是對你有個人意義的目標，在深刻的情感層面上值得你去追求，即使追求這些目標的過程，會讓你浮現焦慮的情緒。現在我們已經確立了基礎和方向，我們將要開始討論特定的焦慮陷阱。首先要討論的是，從思考到開始行動之前的過度猶豫。

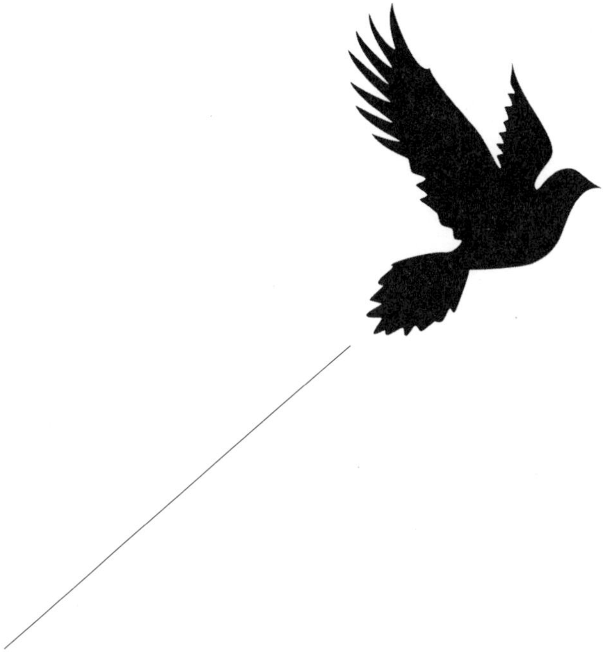

第二部分

克服你的瓶頸

第四章

猶豫

如何停止對你想做的事感到退縮

許多焦慮的人在他們真的很想嘗試某事之前，會陷入思考狀態。這和推遲不想做的事情不一樣，我們將在第八章介紹何謂推遲。本章將幫助你更輕鬆地從思考模式中切換到行動模式。

先進行以下的測驗，看看本章的內容會與你有什麼樣的關聯。選擇你認為最適合的答案。如果沒有答案是合適的，就選擇一個最接近的答案。

1. 當你閱讀商業或個人成長書籍並發現書中內容很有價值時，你有多常會去實踐至少一種所讀到的策略？

Ⓐ 總是或幾乎總是會去實踐（至少 75%的狀況下會去實踐）。

Ⓑ 約 50%至 75%。

Ⓒ 我的自助書籍收藏大多都只是用來裝飾的。不到 50%的狀況下會去實踐。

Ⓓ 我不會去閱讀商業或個人成長類書籍（或部落格）。

2. 上一次嘗試新事物時，你在嘗試之前考慮了多久？

Ⓐ 不到幾個星期。我想得夠久，足以確保這個嘗試是有意義的，但還不到會耽誤行動的地步。

Ⓑ 幾個星期到幾個月之間。

Ⓒ 超過好幾個月。

Ⓓ 在採取行動之前我不會有所停頓。我是那種不假思索的人。

3. 當一個大好機會出現時，你通常會怎麼做？

Ⓐ 我會想：「我和那些已經在這個領域取得成功的人擁有類似的技能，這是一個好預兆，我也能夠成功。」

Ⓑ 選項 A 和選項 C 的綜合。

Ⓒ 自己為行動設下一個阻礙。例如，我暗自揣度，想著：「他們可能有其他人選。」卻不知道事實上到底是不是這樣。

Ⓓ 正如前面說的，我是那種不假思索的人。

4. 你成功與失敗的比例是多少？

Ⓐ 我嘗試的事情，有 50%到 70%是成功的。

Ⓑ 我嘗試的事情，有 71%到 99%是成功的。

Ⓒ 我嘗試的事情，100%都是成功的。

Ⓓ 我嘗試的事情，不到 50%會成功。

5. 當你想到那些你嘗試過卻沒有成功的事情時，你感覺如何？

Ⓐ 我感覺還可以。我專注在重要領域獲得成果，而不是追求從頭到尾都要有完美的表現。就算失敗了，也是在學習。我的自尊是經得起打擊的。

Ⓑ 當我的表現不如預期時，我感到尷尬和困擾。

Ⓒ 我很懷疑自己有取得成功的能力。

Ⓓ 我會把責任歸咎於其他人。

6. 以下六件事中，有幾件是與你相符的？

・我有拖延的傾向，就算是我喜歡的事情也會拖延。

- **我會逃避某些重要的事情。**
- **我會過度地反覆確認。**
- **我經常需要他人的一再保證，讓別人感到很厭煩。**
- **我不太會去嘗試事物。**
- **我無止盡地找資料。**

Ⓐ 都沒有。

Ⓑ 一到兩項。

Ⓒ 三到六項。

Ⓓ 我和文中所描述的人相反。

以下是你答案的解析。如果你的答案：

大部分是 A

你願意採取行動，並且不會花很多時間猶豫。你經歷了一些失敗，表明你願意透過實踐來學習，這是最好和最快的學習方式之一。你可以很輕鬆地瀏覽這一章。

大部分是 B

你並沒有一直處於停頓狀態，但是你有猶豫不決的傾向。如果你可以訓練自己盡快採取行動，你就可能擁有比你所預設還要更多的成功能力。本章中的策略將幫助你辨別，什麼時候可以比平時更迅速地採取行動，而不會產生任何重大的負面影響。

了解採取行動與做決定前的思維過程，對你尤其有幫助。本章正是會幫助你了解這些過程。

大部分是 C

如果你的答案主要是 C，那麼本章正是為你所寫的。你害怕失敗。你可能有一種焦慮特徵叫做「無法忍受不確定感」，也就是你會傾向避免採取行動，直到你能夠百分之百肯定通往成功的道路是什麼。

你可能會發現自己一直停留在一個計畫的研究階段。你會考慮許多想法，卻不去嘗試任何一個，因為你沒有足夠的確定感去付諸行動。試試本章中的建議，讓你的答案能夠從 C 變成 A。

大部分是 D

在行動之前停頓太久應該不是你的問題之一。事實上，在採取行動之前，你更可能傾向考慮不周。與其他章節不同，本章與你的關聯程度較低，但因為焦慮與衝動並不相斥，因此閱讀本章仍然會有幫助。透過閱讀本章，你可以了解將要討論的核心焦慮概念，我們將在後面的章節中對這個概念進一步討論。

周到、謹慎和內省都有其優點，然而，有時候當一隻野兔而非烏龜也是有好處的。本章將幫助你了解為什麼焦慮和猶豫經常同時存在，以及這背後的心理機制。這些機制包括你會去高估自己行為導致負面情況的可能性，例如不好的結果或災難性的失敗，讓你最後停在原地，或去逃避你感到不確定感的情況。

調整思維以克服猶豫

在本節中，你將進行思考實驗，讓你的想法更加平衡和靈活，這將有助於你更有動力去進行行為轉變，這是本章後面的內容。要記得，你不需要做所有實驗，只需要挑出感興趣的實驗進行即可。

接受這個想法：你的行為也可能產生正向的結果

你在考慮把牆壁漆成白色或乳白以外的顏色。你焦慮的心情讓你正做出一個負面的預測，你認為自己可能會討厭這個顏色，並會因浪費時間和金錢而想要痛打自己。

但還有另一個可能，你會喜歡這面牆，或者至少還挺喜歡的，這面牆的顏色會讓你有信心去嘗試其他新的想法。

預設自己的行為會產生負面結果，這種傾向是焦慮問題的核心。如果你能適時察覺到自己正在做出負面預測，並接受其他可能，你就可能會減輕你大部分的焦慮。雖然這本書中有很多資訊，但掌握這一項簡單的原則，將會讓你在解決焦慮的路上邁進一大步。要時時注意這個觀念。

每當你感到焦慮時，就用這種感覺當作你的提示，練習釐清你負面的預測和與之相反的可能。試著讓自己也設想最好的結果，而不只是最壞的結果。你不需要做到完全消除恐懼，只需要以平衡的方式去兼顧不同的可能性。

實驗：對於你想採取的行動，試著釐清你所害怕的負面結果，以及另外一種可能的結果，就像油漆牆壁的例子那樣。如果你經常練習這個技巧，它就會開始成為一種習慣。

你所害怕的結果＝ ______________________________

另一種可能的結果＝ ____________________________

重要的是：當你試圖改變自己的想法時，先選擇出一個你想要強化的新思維是很重要的。「改變想法」就如同改變習慣一樣：當你試圖改變一個習慣時，與其去「打破」一個舊習慣，不如去建立和加強一個新的習慣。當你練習接受一個新想法，這些新想法最終會開始自動出現。過去一些會觸發你舊思維的那些情境，現在也會觸發你的新想法。

在不確定的情況下行動也有其價值

焦慮和不確定感並不表示你就一定會陷入瓶頸。如果你目前正陷入瓶頸，且已經好一段時間沒有前進，採取一些行動會比毫無作為來得更好。當你能夠認識到在不確定的情況下行動也有其價值時，就能幫助你的大腦去將那些不確定的情況，解釋為比較積極或沒那麼可怕的狀態，而不只是讓你腦中的警鈴大作。以下是一個思維實驗，目的是要幫助你認識到行動的價值，即使你不能百分之百確定結果如何，也不確定更進一步的最佳途徑為何。

實驗：在什麼情況下，就算無法百分之百肯定會成功，作出行動也可能是最好的選擇？舉例來說，遞交一項補助申請需要花四個小時來準備。你評估認為順利獲得補助的可能性只有百分之十，但如果你成功申請到的話，就會拿到五千塊美金。或者，去嘗試某個許多你信任的人都很推薦，必須每月繳五十塊美金的服務。又或是，花一百塊美金購買油漆和油漆工具，看看你會不會喜歡房間的新顏色。畢竟多年來你一直很想換掉白色的牆壁。試著想出你自己的三個例子。如果你覺得想出三個例子很困難，那麼只想出一個例子就好。記得，你可以根據自己的需求來調整這些說明。

了解不行動所帶來的壞處

無法忍受不確定感的人，往往會非常努力地避免傷害。換句話說，就好像在玩圈圈遊戲時，他們會略過更多個圈圈來避免被罰一塊錢，而不是贏得一塊錢。如果你可以開始更仔細地想想不採取行動會帶來什麼樣的壞處，你就更能運用你內在的動力。當然，你也許會想到所有潛在的損失、成本和行動的風險，但不採取行動，也一樣有成本、風險和潛在損失吧？用以下的問題提示，把注意力集中在猶豫不決導致付出的成本上。

實驗：這些問題聚焦於過去你猶豫不決時，所付出的那些成本。我寫了一些回答範例，幫助激發你的想法。試著寫下你自己的例子，每個問題寫下一個。你的例子越具體精確越好。但不要對自己過去的錯誤過於苛刻。

問題	答案範例
1. 猶豫不決浪費了你多少時間和精力？	你估計自己一週花了大約四個小時，去思索那些你本來可以做出的決定。（可以的話，我希望每個例子都有一個確切的數字或一個估計的數字，讓例子更加具體和客觀。）
2. 比起問題 1 中的情況，你更希望將時間和精力花費在什麼事情上？	多睡一點、在沙發上放鬆一下、看看電視（嘿，無論你如何放鬆，都是可以的）。
3. 因為猶豫不決，你過去錯過了哪些機會？	兩年前，你曾考慮購買房子作為投資。最後，你無法下定決心。最後，那時的房子增值了五萬美金（注意，我又再次加上了數字，讓這事件更加具體和客觀）。
4. 拖延或避免採取行動，在你的人際關係方面有沒有造成任何代價？	• 你的朋友對你有點失望，因為你說想在常去的餐廳裡點一些不同的菜色，最後卻還是點了一樣的東西。 • 你的伴侶也對你有點疲乏，因為你在做決定之前總是猶豫很久。
5. 你有沒有發現你越是避免採取行動，就變得越沒有自信，並且更加害怕失敗？（提示：你變得更加害怕失敗的一個指標，就是你的完美主義隨著時間變得越來越嚴重。）	你記得自己過去比現在更有自信去交朋友。
6. 當你陷入不行動的模式之中時，你錯失了哪些能從行動中學到的機會？	你當年推遲了股市投資的機會。現在你已經四十多歲，並有大筆資金可以運用，但你卻沒有任何直接投資的經驗。之前你可用的金額較小時，可以透過練習來獲得投資體驗。

質疑「失敗＝災難」這種想法

有時候當你預測自己會經歷負面結果時，那個預測就會成真。然而事實上，絕大多數的失敗並不是災難。當失敗會導致真正的災難時（例如，你投資了十萬美金），你的確有很好的理由去謹慎行事。但是，如果你能夠區分這種較為嚴重的情況，和非關鍵性的失敗和錯誤之間有何區別，你將能體驗到更多的成功。

實驗：想出一件會被你焦慮的情緒認定為「將是一場災難」的事件。可能的例子包括被拒絕、得到負面評價、表現不佳或者投入了少量資金但沒有回收。在你認為是「災難性失敗」的事件上，試著想出一個你想加強的替代性想法。例如：

舊思維→「嘗試去做了某事，卻因為這件事最終可能會搞砸，而感到很後悔。」

新想法→「嘗試去做了某事，並因為這件事的結果可能會使你失望，而感到頗為後悔，但還是願意忍受。」

質疑「當我嘗試了某件事情卻失敗了，我無法面對」這種想法

這種思維轉變與前面所討論的有點相似，但略有不同。許多人低估了自己的能力，認為自己無法面對嘗試了某事卻失敗的狀況。焦慮的人經常擔心自己以後會對於做出的決定感到後悔，並且很難去處理隨之而來的情緒。想要解決這個問題，往往只需要意識到，你其實可以面對錯誤、挫折和失望。

例如，看著奧運選手，你就可以了解到人們是有能力應對失敗的。先說好，為了說明論點，接下來我會有點直接。雖然所有的奧運項目中，只有一人最後能獲得金牌，但其餘的人並沒有都去自殺或者借酒澆愁。奧運選手可說是地球上最需要競爭也最需要吃苦的一群人，他們在自己身上投資大量心血，但如果他們沒有實現拿到金牌的夢想，他們還是能夠面對失敗並繼續前進。因為這不表示他們所有的訓練都白費了。他們能夠在這個過程中，獲得經驗和心理素質（堅韌、精確、奉獻等等），這些都意味著他們沒有白費力氣。

實驗：想想你過去的例子，當時你成功應對因失敗和錯誤而產生的情緒，像是尷尬、失望、悲傷和沮喪等情

緒。舉例來說，你被甩了。一開始你無法想像自己也有走出來的一天，但現在你的確走出來了。

提示：如果你想起了自己最初應對得很糟糕，並且陷進了這些回想之中，那就自問你之後做了些什麼。你最終是如何將自己拉出困境的？有時候答案只是你繼續過生活，並且隨著時間流逝，就度過難關了。

從積極的方面來說，當你嘗試了某些事物卻沒有得到希望的結果，而你若能清楚地看到自己是有能力去應對這種狀況的，這就能給予你嘗試做出決定的力量。

質疑「失敗＝永遠不會成功」這種想法

焦慮會讓人們用「非此即彼」的二分法來思考。一個常見的例子就是，把成功和失敗視為「唯二」的潛在結果，而不會去看見在通往成功的曲折道路上，包括了許多沿途上的失敗。想要克服過度猶豫，就要學會將失敗視為通往最終成功的部分途徑。

要培養更多的失敗容忍度，你需要所謂的「成長心態」（growth mindset）。成長心態意味著你相信透過正確的練習，就能提升自己的能力。與成長心態不同的另一種思維方式是「固定心態」（fixed mindset）。如果你是一個固定心態的人，表示你認為你的能力是固定的。有固定心態的人非常害怕失敗，因為他們都認為自己無法變得更好。有許多研究表明，成長心態的人比固定心態的人更容易獲得成功。好消息是，人們可以成功地從固定心態轉變為成長心態。

實驗：嘗試進行以下思想練習，開始轉向成長心態。

1. 你過去是否有過「一開始失敗，最後卻成功」的經驗？舉出一個例子。

2. 找出一個會讓你有「固定心態」的領域。這應該是一種技能或能力，你認為對你的成功來說至關重要，但自己在這方面卻沒有預期中那麼好，而且你也認為這種技能或能力是固定不變的。

3. 找出一個新的成長心態是你想要加強的。例如，你原本的固定心態可能是「我不擅長談判」。而你新的心態則可能是「我可以找出一些適合我性格和價值觀的方式來練習提升談判能力」。

舊思維＝ ______________________________

新想法＝ ______________________________

質疑「只有輸家才會失敗」這種想法

焦慮完美主義者有時會對於失敗有錯誤的想法，認為只有輸家才會失敗。如果你有這種思考偏見，請嘗試以下的思維實驗：

實驗：想出一個你很欽佩的成功人士。可以是任何人，從名嘴歐普拉到你真正認識的人都可以。

這個人在他平時很成功的領域中，遭遇了什麼樣的失敗？你很欽佩的企業家是否做了一些不好的投資？你最喜歡的演員是否演出了一部票房失利的電影？你最喜歡的音樂人是否有一張表現不如預期的專輯？

你也許能輕而易舉地想出一些失敗的案例，或者你需要上網做些查詢、讀一本關於這個人的傳記。這些例子一定要與這個人最成功的領域相關。相較於一位演員開餐廳倒閉，一位名廚開餐廳失利與這個題目更有關聯。

在你完成這個思維實驗之後，問問你自己：「比起『只有輸家才會失敗』，有沒有另外一種想法是比較符合現實也比較不苛刻的？」

另一種做法：去找一些你領域中的指導人士（你實際認識的人），並詢問他們失敗的例子。問問他們從經驗中學到了什麼。也可以問他們是否知道這個領域中，有哪些傑出人士曾經失敗的案例。相較於談論自己的失敗，他們可能更願意提供這些資訊。

相信你的直覺

直覺本能可以提供你很有用的訊息，讓你知道什麼時候該開始行動，什麼時候應該說「不」。然而，「相信你的直覺」對於容易焦慮的人來說，也可能是一個非常令人困惑的訊息，因為他們會很難區分直覺本能和焦慮症狀。如果你學會在做決定時，辨別出自己身上常見的焦慮模式，你就可以把這些模式和你其他的直覺本能區分開來。

舉例來說，假設每當你要預訂國際機票時，你就會覺得身體不舒服，但只要你按下「確認購買」後，你就感覺沒事了。如果你能夠辨認出自己這一系列的情緒反應是一種反覆出現的模式，你就會發現在這些情況下，你身體的焦慮症狀通常只是錯誤的警報，並不一定表示你正在做的這件事情是錯的。

那麼當你處於這種情況時，你該如何辨識出你的直覺，並告訴自己應該要採取行動？對你來說，那種能夠推動你「行動」和「好」的直覺，又是一種什麼樣的感覺？

對我來說，「行動」的直覺通常會讓我感到有點刺激和興奮，再加上一些焦慮感（當我決定做一些新的事情時，幾乎都會有焦慮感）。多多去關注當你的直覺說「好」的時候，你的思維和身體會有些什麼樣的反應。

當然，你也要注意你的直覺何時明確地告訴你「停下來，有些事情不太對勁」。有些直覺讓你停止當下作為，讓你一直以來遵循著保守的途徑，但卻有違你的熱情和主要優勢。其實「不太對勁」的直覺，也可能是在告訴你，你被告知的事情並不一定適用於你。所以千萬不要埋沒你的本能，要去尋求證實。

當你開始關注你的本能，就會注意到這些直覺本能與你「被恐懼凍結」和「因為分析而停滯」的感覺完全不同。這些本能會告訴你應該採取哪些行動。

實驗：在你閱讀本書時，就開始去區分你一般的焦慮模式與直覺本能之間的不同，這些直覺可能會帶給你某些特定情況中的正確訊息。

轉變行為以克服過度猶豫

重要的是，到目前為止，我們一直在關注如何調整思維來幫助改變你的行為。改變思維固然重要，但這只是其中一部分。人們通常很容易就能識別出思維或感受的變化如何導致行為改變，例如「我有更多精力時，就會做更多運動」，或「當我有更多想法時，就會採取更多行動」。然而，人們通常也低估了行為的變化會如何影響思維和感受，例如「我只要多運動，就會有更多精力」，或「當我更常採取行動，就會產生更多想法」。不要誤以為你必須等到想法改變之後才能去嘗試改變行為。心理和行為的轉變是齊頭並進的。當你開始改變行為（即使是很微小的行為），你就會察覺到各式各樣的想法也都開始發生變化了，甚至包括了你對自己的看法。試著改變你的行為，別總是乾等著想法改變後才去行動，這是你減少焦慮的最好和最快的方法之一，也是為什麼認知行為治療同時關注思維和行為。

本節中我們所要討論的行為轉變，可以幫助你在行動和思考之間取得更好的平衡，但首先讓我們看看可以幫助你減少焦慮情緒的一些方法，無論你焦慮的原因是什麼都能適用。

立即減少焦慮

立即減低焦慮感最好的方法是減緩呼吸。當你因為焦慮而感到身體過度激動，或者當你的思緒飛馳或凝結時，嘗試減緩呼吸，這能自動減慢你的心跳速率，你就會感到比較平靜。由於這是一個生理事實，這也是唯一一個能百分之百保證有用的方法。而且效果幾乎是即時的。

以下是一些能減緩呼吸的小技巧：

1. 在嘗試減緩呼吸之前，先放鬆肩膀，會讓你更容易放慢呼吸。此外，要專注於呼吸的速度而不是深度。

2. 如果你的身體有一些較為緊繃的區域，例如你的脖子和肩膀都很緊繃，就想像你正在將新鮮空氣吸進這些區域之中。這並沒有什麼科學根據，但很多人喜歡這種想像方法。

3. 我最喜歡教大家減緩呼吸的方法，是使用一種免費的智慧型手機應用程式來測量心率（請參考：TheAnxietyToolkit.com/resources）。這種應用程式的使用方法，是將手指放在手機的相機鏡頭上。相機會透過檢測手指血液流動的微小變化來獲取你的脈搏。你可以在手機上查看心率，看看是否有趨緩。要注意，吸氣時心率自然會比吐氣時的快一些。

決定你要在何時何地展開行動

由於焦慮的人通常會去預設最壞的情況，他們也通常傾向於認為唯有通過大量的努力，才有可能改變結果。然而，在心理學的研究中，有許許多多獲得巨大進展的案例，是因為在關鍵決策點上做出了微小的轉變而實現的。以下有一個這樣的案例：

決定好你要在什麼時間和什麼地點去做某事，將大大地增加你完成這件事的可能性。讓我們來看一個特定研究的結果。很多心理學研究都將心理系所學生當作白老鼠來觀察，這個例子正好就是觀察學生寫報告的行為。實驗把要寫報告的學生分成兩組。一組被要求事先說明他們要在何時何地寫完報告。最後這一組學生中，有 71%的人在截止日期前完成了報告。另一組只被要求繳交日期，但沒有被要求事先說明他們寫報告的時間和地點。最後這一組只有 32%的人按時完成了作業。這種極其簡單迅速的干預方式，將任務結果從大多數人都會失敗的狀況，轉變為大多數人都會成功的狀況。

若想要在你自己的生活中實現這種變化，那麼每當你計畫採取行動時，都要先確立好自己將採取行動的時間和地點。養成這樣的習慣，每一次都要這麼做。

給予自己成功的經驗

想想這種情況：有孩子在超市問媽媽能不能買一包

M&M's巧克力。如果媽媽偶爾答應的話，這個孩子就會有動力再次嘗試提出這個要求。這種模式被稱為「間歇增強」。

「間歇增強」意即有時會獲得獎勵，但無法預測你何時會得分、何時會被判出局。間歇增強讓行為能被迅速養成，並且能持久進行——去問問經常被吵著要買糖果的媽媽就知道了。你也可以從買彩券並且偶爾中獎的人身上看到這種間歇增強的原則。中獎為他們提供了大量的多巴胺，讓他們將注意力集中在贏得大獎的可能性上，並且加強了他們購買彩券的持續「努力」。

很重要的是，即使你只實現了這種間歇增強的模式，也就是說，你只是有時候會成功，偶爾的成功也會讓你的行為更具彈性，你就不太會放棄。因此，當你嘗試某件事時，一開始先專注於獲得一些成果。例如，如果你希望獲得生意上的成功，就先專注去找到幾個客戶、建立幾個成交量，或者讓一些客戶接受你的推銷。在將你的定價結構、網站或宣傳素材等等都製作得很完美之前，先關注這些事情。讓自己先嚐到成功的滋味。

融入那些與你在同樣領域深耕的人們

對於那些經常猶豫不決的人，我最喜歡告訴他們的成功祕訣，就是定期去和某些特定的人互動，這些人已經成功完成了你想做的事情。為什麼這可以幫助你緩和你像烏龜一樣退縮的傾向呢？情緒、思考和行為都具有「社會傳染性」。因此，如果你讓自己融入那些與你在同樣領域深耕的人們，他們已經完成了你所需要採取的行動，這些人就可能影響你，你也就更有可能採取行動。

另一個要與同領域成功的人互動的關鍵原因是，許多能夠幫助你成功的關鍵資訊，並不一定會被分享在書籍或其他公開討論中。這些訊息很可能是一個人傳給另一個人的。跟已經成功的人交流，你才能了解這些內行人的祕訣。

練習忍受不確定感

當你沒辦法百分之百確定會成功，就去尋找你可以嘗試採取行動的機會。在接下來的時間慢慢去尋找，機會就會出現。你從經驗中學到的東西越多，你就越容易做到，也會越來越自然而然地採取行動。當帶有不確定感的機會出現時，就找出一些採取行動可能會有的好處：

- 結果也有可能會還不錯。
- 就算結果不如預期，我也可以了解到當初的點子行不通。

・行動之後就再也不用左思右想了。

練習別那麼猶豫

找一些小方法來練習比平時少一些猶豫。隨著時間過去，這將有助於提高你心理的靈活度：你會更容易選擇究竟是要沉澱一下再決定，還是要迅速作出決定、展開行動，然後繼續前進。你將開始從經驗中學習，可以更快地擺脫沉浸在思考中的模式，而且也不會帶來災難性的失敗。舉例來說，如果你常常延誤一些其實不錯的投資，就為自己制定一些能更快做出決策的標準，像是要求自己購買五十元美金以下的物品時，最多只能考慮四十八小時。根據你的情況和偏好選擇適合你的標準。

第五章

反芻思考

如何解開思維的結

焦慮常常導致兩種類型的過度思考：反芻（在心中重複播放已經發生過的事，無論是近期還是許久以前的事件）和擔憂（擔心將來會發生什麼事）。本章將幫助你學會在陷入這些焦慮陷阱時如何有效應對。

先進行以下的測驗，看看本章的內容會與你有什麼樣的關聯。選擇你認為最適合的答案。如果沒有答案是合適的，就選擇一個最接近的答案。

1. 你有多常發現自己在心中重播最近的對話（包括電子郵件、簡訊和即時訊息）？

Ⓐ 從來沒有或很少。

Ⓑ 有時候，但不到每週一次。

Ⓒ 至少每週一次。

2. 你有多常發現自己在心中重播許久之前發生的負面事件（發生在幾個月前或幾年前的事情）？

Ⓐ 從來沒有或很少。

Ⓑ 有時候，但不到兩週一次。

Ⓒ 至少每兩週就有一次。

3. 你是否曾因焦慮而感到身體不適？

Ⓐ 沒有，或極少。

Ⓑ 在人生過渡期時會有（例如開始一份新工作的時候），但平常不會。

Ⓒ 每個月都會有一次，或更經常。

4. 當你度過一個高風險的情境（例如進行了一場重要演講、試鏡或面試），並且發現結果不如你的預期，你會怎麼做？

Ⓐ 計畫下一次我該如何進行小幅調整。

Ⓑ 喝杯葡萄酒並試圖忘記這件事。

Ⓒ 花好幾個星期的時間思索自己當時應該可以做得更好，並擔心別人是如何看待我的。

5. 當你想到自己的弱點時，你會如何反應？

Ⓐ 了解弱點是人類普遍經驗的一部分。

Ⓑ 希望沒有人會注意到我的缺點。

Ⓒ 花好幾個小時擔心我的弱點會使我無法獲得我所渴望成功和幸福。

6. 當你發現自己犯了重大錯誤時，你會怎麼做？

Ⓐ 修正並繼續前進。

Ⓑ 採取適當的修正措施，但為此失眠好幾夜。

Ⓒ 感到壓力很大，但我會因為太焦慮而裹足不前，導致我時常無法採取修正措施。

以下是你答案的解析。如果你的答案：

大部分是 A

反芻思考（rumination）並不是你主要的問題。當你看到可以改進的方法時，你會制定出明確的計畫，知道自己要在什麼時間、在哪些方面改進自己想法。你可以快速翻閱這一章，不過本章中多少還是會有一些對你來說有用的觀點。

大部分是 B

反芻思考是你偶爾會發生的問題。當發生令人沮喪的事情時，學習應對策略能幫助你感到更放鬆。雖然反芻和擔憂並沒有消耗你生活中全部的精力，但這些感受也並不令人愉快。你可以學習一些簡單的技巧，並將這些技巧保存在你的工具包裡，以備不時之需。

大部分是 C

你經常陷入反芻思考的漩渦之中。你反覆思索許多你應該做得更好的方法，卻沒有去計畫要如何實踐這些想法。反芻和擔憂會阻礙好點子的產生，也阻礙了你去解決問題。本章的策略將幫助你大幅減少反芻和擔憂的時間，並幫助你做出更有效的選擇。

信不信由你，心理學家有一個術語來描述喜歡想很多的人。這種特質被稱為「認知需求」，指的是那些熱衷於努力思考的人，這些人很有動力去嘗試理解事物，並且會去理出事物的頭緒。因為你正在讀一本關於理解自己和自己想法的書，你很有可能屬於這一類人。

在大多數情況下，認知需求很高也會擁有其他正向的特質，如兼容並蓄、較高的自我肯定和較低的社交焦慮。

反過來說，另一些過度思考的特質，特別是反芻思考和擔憂，則可能會與無法接納新想法和心理健康狀況不佳有關。本章正是要針對無益的過度思考來幫助你，目的是要讓你有能力進行有用的自我反思和其他類型的深刻思考，並且能從中受益，而不會糾結在擔憂和自我批判之中。

思維轉向負面的反芻和擔憂

焦慮和反芻思考會形成一個相互回饋的循環，其中一個引發另外一個。接下來你將學會分辨自己是否已經陷入反芻思考，如此一來便能中斷這個循環。我們也會一起進行一些非常簡單的正念思考練習，你可以運用這些練習來培養出更加通暢的頭腦。

分辨自己何時陷入反芻

想要減少你的反芻思考，你首先需要學會辨識它。小事情也可能讓你反芻：

「我為什麼在下高速公路後的第一個加油站就花 4.2 塊美金加油呢？明明再往前開個半英里，就可以只花 3.6 塊美金加油。我真不該這麼蠢。我應該要知道靠近高速公路出口的加油站比城裡的其他加油站還要貴。為什麼我讓自己看到一堆人在那裡加油就被吸引過去？為什麼大家都要排隊付這麼多錢加油呢？我們是一群肥羊嗎？」

沉思也可能是更加沉重的自我批判：

「我是怎麼回事？我明明有這些夢想，卻沒能讓夢想成真。我只是一時沖昏頭嗎？也許我沒有那麼渴望夢想成真？我的人生只是一場大騙局嗎？」

反芻有時有點像是作白日夢，因為人們經常沉浸在反覆思考中，卻沒有意識到自己正在這麼做。嘗試以下這個實驗，提高你辨識反芻思考的能力。

實驗：記下各個你經常反芻思考的主題。利用以下的想法進行發想，或者填寫空白之處即可：

- 在生活中你與權力較高的人交談之後，你會在腦中重複播放當時的情境。例如，重播與 ____________（寫下人名）的對話，電子郵件往返內容也算。
- 重播過去失敗經歷的記憶。例如：__________________。
- 思索自己不如期望中完美的地方。例如，思考著你在 __________________ 這件事上沒有如想像中那麼厲害。
- 思考你應該做得更好的事情，例如 _________________。
- 想著自己是否太過於失敗，永遠不會獲得成功和幸福。

・重播你所犯的小錯誤，例如 ______________________。
・想著你沒有採取的途徑，例如 ___________________。

如果你想到更多類型或例子，稍後也可以加上去。這個初步練習的目的不是要改變你的反芻行為，只是為了幫助你了解你可以察覺哪些事情。

察覺記憶偏誤

當人們感到焦慮時，他們往往會對事件產生記憶偏誤（memory bias）。例如，布萊恩自顧自地相信他搞砸了一次升遷面談，因為他一遍又一遍地回想著他當時應該要說些什麼。然而，他卻沒辦法輕易想起自己當時回答得很好的那一部分。他不斷地在腦海中重新審視面試官模稜兩可的暗示，比如說似乎很想快點問完問題，但他卻不太容易想起面試官給予的肯定。

另外，我一個朋友之前常常自顧自地相信她每次參加考試都會失敗。她會反覆思考那些她不知道的答案，卻不會回想起她回答正確的題目。**當你反覆思考時，很重要的一點是：不要相信你的記憶。你可能正在反芻一些虛構，或至少是被你放大的東西。反芻別人看待你的方式也是如此，你可能只是根據偏誤記憶中的互動來胡亂推測而已。**

實驗：您是否有任何目前正在反芻的事件，其中可能包含著記憶偏誤？如果你現在無法想到任何事件，那麼就在遇到相關問題時再回到這個實驗來。請回答以下的問題：

1. 你的反芻思考告訴了你些什麼？

2. 有哪些客觀資訊能佐證你的反芻是否正確？例如，我那位一直堅信自己考試會失敗的朋友其實從來沒有真的失敗過。

3. 在你的回憶中，他人對你的看法是否更苛刻，或者你的表現是否比實際上更糟糕？

分辨出擔憂／反芻與有效解決問題之間有何不同

如果你很聰明，而且你一直因為你的思考能力而受到獎勵，那麼你當然會合理認為唯有透過思考才能擺脫情緒上的痛苦。然而，由於焦慮會使思維變得消極、狹隘和僵化，當你感到高度焦慮時，就很難去想到變通辦法來解決問題。憂心忡忡的人往往更會認為擔憂能幫助他們做出更正確的決定。然而，反芻和擔憂不僅通常無法幫你解決問題，反而還會讓你很難看到問題的全貌。

你是否認為那些擔心患上癌症的人更有可能會去做

自我檢查、記下痣的位置或飲食更健康？根據研究，情況恰恰相反。擔心和反芻思考的人通常會等待更久之後才採取行動。例如，一項研究顯示，在注意到乳房腫塊後，容易反芻思考的女性平均要過了三十九天後才會去尋求幫助。這是一個很可怕的現象。

思考一下就會知道，擔憂往往是來自對自己應對情況的能力缺乏信心。這裡有一個例子：那些一直很擔心硬碟壞掉的科技恐懼者們，通常也會很害怕自己在試圖備份時會不小心刪光所有檔案。因此，擔憂往往無法有效地解決問題。根據我諮詢過一些科技恐懼反芻者的經驗，他們通常不會備份他們的電腦！

實驗：若要確認自己的反芻思考和擔憂是否能導向有益的行動，試著追蹤一下你一週裡總共花了多少時間來反芻思考和擔憂。如果追蹤一週太難達成的話，你也可以嘗試追蹤兩天就好，一個平日和一個假日。當你發現自己正在反芻思考或擔憂時，就記下你大致花費的時間。接下來，注意反芻／擔憂是否有導向有用的解決方案。之後請計算你的數據：你花了多久的時間反覆思考一個有效的解決方案？

減少自我批判

減少自我批判是減少反芻思考的一大關鍵。自我批判為你的反芻思考火上加油。人們常常透過自我批判來促使自己往後做得更好。例如，有人可能在暴飲暴食之後反芻思考，或者如果有個人認為自己搞砸了社交場合，就在內心不斷地責怪自己犯的錯誤。然而，嚴厲的自我批判並不能幫助你前進，因為這並不是一個非常有效的激勵方式，尤其是當你已經開始反芻思考的時候。

那些用自我批判來鞭策自己的人，通常會擔心減少自我批判就會讓自己變得懶惰。但並不會這樣。事實上，對自己多一點寬容而不是批評，往往會使你變得更加努力。例如，一項研究顯示，那些經歷困難考試的人，如果得到了一些寬容的評語，那麼比起參加相同考試卻沒有獲得寬容評語的人，他們未來會更願意為了類似的考試花更多時間念書。

簡單地告訴自己「不要對自己太苛刻」，能讓你採取更有效的步驟來解決問題。接受你所感受到的情緒（比如尷尬、失望、沮喪），然後對自己多點寬容，使你能做出更好的選擇，而不只是自我批判。自我包容會帶給你一個清晰的心理空間，讓你做出好的決定。

實驗：練習使用自我包容代替自我批判，嘗試進行以下的三分鐘寫作練習。

這個練習有兩個版本，一個有關思索過去的錯誤，另一個則關於你自認是主要缺點的特質。找出一個你想要關注的錯誤或弱點，然後按照以下說明花三分鐘寫下來：「想像你正在用包容和理解的角度對自己談論這個弱點（或錯誤）。你會說些什麼？」

你可以現在就嘗試這個實驗，或者將它儲存起來，等到將來發現自己反覆思索錯誤或弱點時再進行。這個實驗是來自前面提到過的困難考試，與它是同一系列的研究。不過受測者並沒有被要求寫下對自己包容的評語。他們只是自然而然地做出反應，讓這個實驗產生了結果。

了解你的自我批判只是出於焦慮

焦慮的人會有「應該／不應該」的想法，這是個常見的問題。這種思考陷阱有很多種類型，幾乎所有類型都會延長和加強反芻思考。例如，「我不該讓任何人失望」，這就是一個過度負責和僵化思考的例子。

試著注意你何時陷入應該／不應該的思考陷阱，你只是因為焦慮而批判自己。像是，「我應該有能力更好地處理生活」或「我不應該對這些小問題感到焦慮」。如果發生這種情況，請包容自己感到焦慮的事實，無論你的焦慮是否合乎邏輯。想想看，如果一個小孩很害怕怪物，你也不會因為怪物是假的就拒絕包容和同理這個孩子。

用同樣的關懷來對待自己。人們常會犯的一個錯誤，就是當感到焦慮時，就認為應該要給予自己非常多的鼓勵、讚美或安慰，但其實不用。**當你焦慮的時候，用耐心和接納的態度面對就好，這是一個被忽視的方法，卻可以幫助你快速度過焦慮感。**

實驗：當你在反芻思考時，你是否曾因為批評自己的焦慮感而導致更加陷入焦慮？試試這麼做：將出現在你自我談話中的任何「應該」都替換「想要」。例如，不要說「我現在應該取得更多成果」，試著說「我希望現在能取得更多成果」。

這是一個簡單、具體又可以重複使用的方法，讓你用一種更友善、更有耐心的方式與自己交談。這些微小的自我調整看似非常簡單，卻很有效。這些調整或許不會在很大程度上轉換你的焦慮，但足以幫助你中斷你的反芻思考，帶給你一扇清晰看見內心空間的小窗口。這也會讓你可以開始做一些有用的事情，而不是只能不斷反覆思索。做一些有用的事情之後，就能進一步幫助你徹底擺脫反芻思考。於是你就得到了一個積極的回饋循環（積極的想法→積極的行為→積極的想法），而不是一個消極的循環。

發現電子郵件引發的反芻

電子郵件是常見的反芻導火線。簡訊、Facebook 評論和推特回應也都是。所有非語言的線索還有許多前因後果的線索都在這種類型的溝通中被剝奪了。電子郵件的非同步性質往往會增加問題。

例如，電子郵件回覆得很慢，是否意味著這個人對內容不感興趣？或者又可能會意味著什麼呢？這個人很忙嗎？他是一個習慣回得很慢的人嗎？在回覆給你之前正等待著某些資訊嗎？還在思索你寫的內容？這個人是否做事亂無章法而且分心了？沒有確認新訊息？你的郵件被歸為垃圾信了嗎？

如果你陷入了電子郵件所引發的反芻思考中，先想想自己是否因為對方沒有回應而作出了負面的結論，再試著想出其他可能合理的解釋。用下一個實驗當作指引。記得，減緩呼吸會幫助你更清晰、更靈活地思考，所以也要這麼做。

實驗：你能否回想任何一次你因為電子郵件未被及時回覆而引發反芻思考的情況？對於對方未回覆，你所設想最壞的情況、最好的情況和最可能的情況分別是什麼？如果你很難想到「最有可能」的答案，就想想看落在最好和最壞中間的答案。

在你剛剛回想的電子郵件事件中，你有真的發現回覆很慢的原因是什麼嗎？通常你不會發現他人行為的原因，這也是為什麼這種反芻思考往往徒勞無功的一部分原因。以下有更多關於這一點的說明。

接受自己通常無法得知其他人的行事動機

人們喜歡解釋事情發生的原因。當我們無法解釋時，通常會自己捏造一些東西。有時這些解釋是很有針對性的。針對性指的是你用一種比實際情況更針對自己的方式來看待事情。假如有個同事很粗魯無禮，你可能會認為這是因為他看你不順眼，而不會認為他可能正因為一些其他的事情而手忙腳亂。不喜歡不確定感的焦慮者尤其可能會去反覆思考為什麼會發生某些事情，並作出過度有針對性的解讀。要克服這一點，你需要學會容忍自己通常無法得知其他人的行事動機。

要意識到，如果某個人的行為異常，這些行為很可能與他自己發生的事情有關，而不是跟你有關，而且你大概永遠不會知道他的原因是什麼。如果你能忍受這種「不知道」的想法，你就可以省下好幾個小時或好幾天的反芻思考和煩惱。雖然某些情況下你可能需要嘗試找出問題所在，但大多數情況下，你唯一真正該做的選擇就是放下。在你花好幾個小時的反芻思考之前，試著理解這一點！

實驗：回想一下最近有沒有哪個時刻，讓你覺得與其試圖弄清楚原因，還不如接受自己「不知道」別人為什麼會有這種模稜兩可的行為？

嘗試正念冥想

正念冥想（mindfulness meditation）就像止痛藥，用同樣的處方來解決多種問題：減少焦慮引起的過度亢奮、提升你的注意力，並提高你察覺反芻思考的能力。正念療法已被證明能有效幫助人們減少焦慮。

正念冥想並不會很難上手。根據追蹤個人目標成效的應用程式「Lift」研究結果，冥想初學者剛開始平均練習的時間為三到五分鐘。他們還發現，一旦人們進行了十二次冥想，有 90%的機率他們會去進行更多冥想。

實驗：探索並找到適合你的冥想方式。從以下練習方法中選擇一種來練習三分鐘，每天增加三十秒：

- 專注於呼吸時身體的感受。躺下來，將手放在腹部，感受腹部隨著你的吸氣上升，並於呼氣時下降。
- 坐著或躺下來，聆聽周遭的聲音與聲響之間的寧靜。讓聲音在你的意識中往返，無論這些聲音是不是令人輕鬆的。
- 散步三分鐘，留意所見的人事物。
- 散步並留意空氣接觸到皮膚的感受。
- 散步並留意身體移動的感覺。
- 進行三分鐘的「開放意識」，留意期間出現的任何感覺。留意此時此刻的一切事物，可能是聲音、你的呼吸、你的身體接觸到椅子的感受，或是你的腳接觸到地面的感受。
- 花三分鐘的時間留意身體的任何感受，像是疼痛、緊張、舒適或放鬆。不需要試圖改變，就讓這些感受保持原狀和慢慢消退。

假如你的思緒偏離你本來該留意的事物，輕柔地（且不帶自我批判）將思緒拉回來。你可能會需要一直這麼做。這是正念冥想的正常步驟，並不是你哪裡做錯了。

如果你定期進行冥想，而且每次練習的時間越來越長，你就可能會從冥想中獲得更多的益處。但其實，我大多時候只會在我感到匆忙、煩躁和注意力不集中，以及需要借助一些力量來平息思緒的時候，才會進行冥想。如果你想要根據需求來進行冥想，先試著每天都練習，持續三十天，讓你能夠先掌握冥想的竅門。當你經常練習冥想一段時間之後，想要進行冥想時就會更加上手。

若你試圖在反芻思考或思緒紛亂時進行冥想（例如有太多的事情要做的時候），冥想可能不會太輕鬆，但依然有效。

提出你的選擇

當人們的反芻思考之輪因為某個特定問題而開始轉動，他們通常沒有具體地提出自己前進的選擇。想要擺脫反芻思考並進入解決問題的模式，可以先具體且實際地提出三到六個最好的選擇。例如，假設你最近僱用了一位新員工，但發現這個人不適任。與其在心中不斷責怪自己為什麼要僱用這個人，不如去定義一下你目前有哪些選擇，對你比較有幫助：

- 再給這位員工多一點時間
- 將這位員工的職務轉調到一些更簡單的工作上

- 提供這位員工完成每項任務所需的步驟清單
- 讓另外一位員工與這個人合作
- 解僱這位員工

提出你的選擇可以減輕反芻思考的壓力，並幫助你轉向有效地去解決問題。選項清單保持簡短，避免你遇到難以抉擇的狀況。研究顯示，如果你同時考慮超過三到六個選項，最終你會比較沒有辦法做出選擇。

實驗：練習具體地提出最好的三到六個選項，以便繼續推進你目前正在反芻或擔心的問題。寫下簡短的要點，就像前面提供的例子那樣。你可以用這個方法解決各種各樣的問題。例如，我的一位朋友剛剛就用這個方法來想出她要如何在生活中建立更多社交聯繫。

小提醒：如果「最好的」這個詞，使你導向了完美主義／停滯狀態，那麼寫下任三到六個選項就好。

如果反芻思考變得非常、非常嚴重，就使用「想像暴露法」

如果過去的情況一直在你的腦海中縈繞不散，而其他策略對你都產生不了作用，你可以使用一種稱為「想像暴露」（imagery exposure）的方法。這是一種使用於臨床治療的方法，因此，一定要依照指示進行，不可以自行調整。在決定是否要嘗試使用這種方法之前，請完整閱讀這些說明。這是一種沉重的做法，但通常非常有效。

「想像暴露」是要你鮮明地去回想你一直在反芻的情境，比如一位同事指出你犯了一個尷尬的錯誤。你也可以將想像暴露法使用在你所擔心（但尚未發生）的事情上。

首先，盡可能詳細地回憶過去的情景（或你擔心的情況）中，所有的景象和聲音。舉例來說，如果你想起已經發生過的情況，你可能會想起自己尷尬得臉都紅了，而其他人則奇怪地看著你或大笑。你還可以回憶房間的樣子、溫度如何、太陽是否從窗戶照射進來等細節。鮮明地記起或想像你感到尷尬或擔憂的情境。

以下作法的原則是，只要你不去逃開或閃避，焦慮症狀將會自然消退：刻意將情景牢記在心，直到你的焦慮降至剛開始的一半（或更少）。例如，鮮明地回憶起當時的情景，最初會觸發八成的焦慮，那麼就記住這個情景，直到你的焦慮降到大約四成。每天至少重複一次想像暴露練習，直到你可以在想起這些情景時，所觸發的焦慮峰值是你首次嘗試想像暴露法時的一半。

當事件發生很久之後依然困擾著你時，這樣的曝光法是解決侵入性思考問題最有效的方法之一。唯有你覺得自己應付得來的時候，才能使用這種技巧。你可以將想像暴露法運用在最近或更遙遠的記憶上。如果你有實際的創傷要面對，我希望你能知道自己應該要去找一個治療師來幫助你處理創傷記憶。類似的曝光法對創傷記憶當然是有效的，但有治療創傷經驗的治療師將能幫助你檢視療程的強度，這樣你才不會在過程中被痛苦淹沒。

透過調整行為來引導反芻和擔憂

如果你因為逃避而反芻，就採取行動

如果因為遲遲不處理某個問題而陷入反芻，就採取任何程度上的行動來解決，採取任何行動來面對你一直在避免的問題，這通常會有助於緩解你的反芻思考。大多數情況下，你不需要透過徹底解決問題來走出反芻思考。舉例來說，你可能只需要透過發送一封電子郵件或打通電話來讓事情繼續往前。如果你的反芻是因為逃避而觸發的，參考第八章來獲得更多觀念和策略。

替換掉那些加劇你反芻和擔憂的行為

如果你正在為你行為的反芻和擔憂火上加油，運用任何策略都不會有太大幫助。自我批判就是一種火上加油。其他火上加油的類型還包括了過度尋求保證、花費數小時在網路上查詢健康資訊，或強迫性地瀏覽前任的 Facebook 頁面。

去做那些似乎可以暫時緩解焦慮的事情，實際上卻會讓你感到需要不斷回去重複做這些事。如果你無法自己阻止這些行為，就去諮詢認知行為治療師。

透過即時察覺自己的想法來減少過度思考

如果你有智慧型手機，可以使用筆記應用程式來捕捉想法。這麼做可以減輕你往後試圖想起這些想法時所產生的壓力。如果你有一個很棒的想法，後來卻無法想起那是什麼，即時記下來就可以防止這種遺忘的挫敗感，並且也可以釋放你的腦中的運作區域，讓你有空間可以存放其他想法。

與任何對抗焦慮的策略一樣，你最後也有可能會過度作筆記。如果你發現你開始很執著於作筆記，而且當你無法寫出某些東西時，你就會感到很焦慮，又或者是你最終寫下的列表太長，導致你處理這些內容時讓你感到壓力很大，最後你無法自己解決這個問題，那麼可以考慮一下尋求專業的建議。

透過提出問題來遠離反芻思考

你是否曾經向某個人尋求建議，後來卻意識到你自己也可以想出解決辦法？你也可以用這種方法來獲得成效。提出問題是一種消除思考僵局的方法。當你提出問題時，你可能會獲得有用的新資訊，或者僅僅是因為詢問問題的過程能可以激發你的思考。

有時候，就連得到沒有用的回應都可以幫助你往前邁進，因為這些回應會促使你用不同的方式提出你的問題。這通常發生在當有人誤解你的問題時，他們給出沒有用又不相關的回答，卻會使你以更清晰的形式重新表達你的問題。

提出問題的方式包括打電話、安排一場和顧問的會面，在 Facebook 或線上論壇發表你的問題，或僱用可以直接提問的人。例如，當我的姊夫自學編寫程式設計時，他聘請了一位經驗豐富的工程師，讓他可以在遇到問題時隨時提出。這是一個很棒的作法，比參加學院課程要便宜得多！

第六章

使人停滯的完美主義

如何避免因錯誤的高標準而脫軌

當你努力實現目標時，最理想的情況是你享受一路上所經歷的成功，同時也願意接受挫折。然而，與焦慮有關的完美主義可能會讓你無法這麼做。本章將幫助你學習如何專注於全局。你將學到一些不同的應對策略，防止你陷入無益的完美主義之中。

先進行以下的測驗，看看本章的內容會與你有什麼樣的關聯。選擇你認為最適合的答案。如果沒有答案是合適的，就選擇一個最接近的答案。

1. 你有多常因為擔心自己不夠好而感到困擾？

Ⓐ 從不。

Ⓑ 有時候。

Ⓒ 經常。

2. 你有多常為了大計畫中一些不重要的小事感到困擾？

Ⓐ 從不。

Ⓑ 有時候。

Ⓒ 經常。

3. 你有多常因為自己邁向成功的速度太慢而感到挫折？

Ⓐ 從不或很少。

Ⓑ 有時候。

Ⓒ 經常。

4. 當別人表現得比你更好時，你會有什麼反應？

Ⓐ 我可能會努力獲得出色的表現，但如果別人表現得比我更好，我也不會感到慌張。

Ⓑ 當我的同儕取得成功時，會引發我一定程度社會比較的焦慮感。

Ⓒ 如果我沒有表現得比其他人好，我就會覺得自己失敗了。

5. 當你正在執行一個大規模、耗時數周的項目時，你開始想著「我不確定我能否做到」，接著你典型的反應會是什麼？

Ⓐ 我會休息一下，然後找出這個任務中較為簡單的部分，透過完成這些部分來恢復我的信心。

Ⓑ 我會擔心自己這種負面的想法可能是事實，但我還是會繼續工作。

Ⓒ 我會感到沮喪，自動跳到結論，認定我悲觀的想法一定是真的，接著花時間逛八卦網站來紓壓。

6. 你能否成功管理自己的意志力？

Ⓐ 我總是會儲存一些意志力，讓我在發生意料之外的情況時，仍然可以保持冷靜。

Ⓑ 我不會對其他人失控，但我常常覺得自己缺乏意志力。

Ⓒ 我經常沒有意志力，最後做出一些我很後悔的事情，像是吃下一大桶冰淇淋，或者對著我愛的人大吼大叫。

7. 當你陷入自我懷疑時，你是否會一件事還沒做完就又去做下一件事，並且也沒辦法做完？

Ⓐ 不會，我會願意放棄這個項目。但放棄是因為從客觀數據看來，這個項目不值得執行，而不是因為自我懷疑。

Ⓑ 有時候會。

Ⓒ 會，我家裡和我的硬碟裡充滿只起了頭最後卻沒完成的東西。

以下是你答案的解析。如果你的答案：

大部分是 A

完美主義對你來說沒什麼大不了。你似乎擅長管理你的意志，並知道什麼事情是優先的，而且過程中能夠接受挫折。你有信心接受任何你感興趣的挑戰。當產生自我懷疑時，你能將之視為暫時的。快速瀏覽這一章即可，但你仍然可能從中了解到一些有趣的小知識，幫助你加強你的適應力。

大部分是 B

對於如何管理你的意志、創造力、信心和精力，你還有改進的空間。大多數時候，你對自己的能力充滿信心，但是當同儕獲得成功或當你對事情的進展感到挫敗時，就會引發你一定程度的自我懷疑和無濟於事的反應。本章中的策略將幫助你把注意力集中在大局上，不會因為挫折和次要問題而偏離正軌。

大部分是 C

根據你的答案，當你面臨大挑戰和挫折與不完美時，你很難掌握自信心和意志。自我懷疑的想法會使你脫離正軌，導致你會用直接放棄或過度賣力這樣無效的方式來應對。只有當你的表現優於同儕時，你才會有信心。本章中的策略將幫助你將答案由大部分是 C 轉換為大部分是 A。

完美主義被認為是引發焦慮問題的一個風險因素。不是每個焦慮的人都是完美主義者，但如果你是，那麼本章就適合你閱讀。

調整思維以克服無益的完美主義

與焦慮相關的思維模式可能會導致一些問題，比如優先處理一些不重要的事情、感到筋疲力盡，以及當結果不如你預期中那樣快速或持續出現時，感到非常沮喪。我接著將解釋為什麼會如此。

察覺「非此即彼」的思維

焦慮的完美主義者往往會認為「我一定要隨時隨地都表現得無懈可擊」，他們的基本假設是，「否則就會導致一場災難」。這是一種常見的思維陷阱，稱為「非此即彼」的思考。在這種情況下，他們非此即彼的想法是這樣的：要不就是無懈可擊的表現，要不就是徹徹底底的失敗，沒有中間值。

當你不符合自己的理想標準時，這種思維方式不僅會使你感到被擊敗，也會導致因完美主義而陷入癱瘓的困境之中。舉個例子，有位藝術家認為他的職業前途若不是成為下一個畢卡索，就是個一文不值的失敗者，他看不到兩者間其他可能的結果。那麼你可以想見這位藝術家將會遭遇到創作瓶頸。

對其他人來說，他們內心的假設可能略有不同：

「我要不就是必須一直表現得無懈可擊，要不就是會被別人拒絕」。當我回顧我的臨床心理學訓練時，我意識到自己當時就有這樣的想法。在有部分意識到自己這種想法的情況下，我當時仍舊認為，避免自己被踢出訓練計畫的唯一方式，就是每一次考試和作業都一定要得到全班最高分。

超高標準之所以出現，經常是因為人們試圖隱藏自己想像中災難性的缺陷。在這種情況下，人們常會認為一旦他們的缺陷被察覺，他們將會遭到排除，也因此他們認為隱藏缺陷的唯一方法就是始終保持出類拔萃。而當有這種想法的人確實表現得很優秀時，他們的大腦就會自動得出結論：他們之所以能避免災難，唯一原因就是因為他們保持優秀的表現。這使他們更加相信，要預防未來可能發生的災難，必要條件就是出類拔萃。

學者會用「臨床完美主義」（clinical perfectionism）這個術語來描述最易造成問題的完美主義。當臨床完美主義者設法達到他們的超高標準時，他們往往會得出這樣的結論：一般標準一定不夠高，必須再上修標準。這意味著他們永遠無法感到心安理得。

即便如此，如果你有能力達到傑出表現，我也不會建議你一定要去選擇那些「可接受」的標準。大多數我諮詢過的焦慮完美主義者都很討厭那樣選擇。因為對平庸的表現感到自在並不是他們的天性。我將在本章中提出的建議，就是去針對一些你為自己設定的標準進行微調。這些調整將幫助你去設定同樣極具野心的標準（只要不是太超過的），也預防由完美主義引起的一些問題。

實驗：問問自己，非此即彼的完美主義陷阱對你來說是不是個問題？如果是，請考慮以下幾件事：

1. 也許你自認擁有的缺陷實際上並不如你想像中那麼嚴重。也許其他人比你所認為的更不在意這些缺陷。你能想到你自己有哪些像這樣的缺點嗎？

2. 永遠表現得很傑出並不是一個切實的選擇，永遠身為頂尖也是不可能的，尤其是當你身邊還有許多人都很聰明的時候。有時焦慮的完美主義者會避免與其他非常有才能的人往來，因為這樣會引發社會比較和自我懷疑。但其實這麼做會造成一種自我破壞的效果，因為聰明的人能激盪彼此的想法（「鐵磨鐵，磨出刃來」的道理）。你是否也會去避開那些引發社會比較的情況？

3. 多相信別人一些。他們怎麼會因為你偶爾表現得不如以往的高標準，就忘記你其他所有出色的成績呢？

將思維從「表現目標」轉移到「精熟目標」

有一種方法可以保持你的高標準，但避免完美主義帶來問題。如果你可以將你的思考焦點從「表現」轉移到「精熟」，那麼你就會變得不那麼害怕也更加有彈性，並更能接納好的和新的新想法。「表現目標」（performance focus）意即你最優先的考量是彰顯自己當下可以將事情做得很好。「精熟目標」（mastery focus）則表示你最關心的是如何提升自己的技能。專注於優勢的人會想著：「我的目標是駕馭這些技能」，而不是「我需要表現優異才能證明自己」。

精熟目標可以幫助你在挫折之後繼續堅持下去。要理解這一點，先想像一下以下的場景：亞當正試圖掌握公開演講的技巧。由於他設定了精熟目標，他可能會盡可能地多多練習演講。當他遇到挫折時，他會有動力嘗試理解這些挫折，並重新回到軌道上。他的精熟目標將使他更有可能穩穩地朝著自己的目標前進。相較之下，有著表現目標的羅伯，只專注於在每次演講中證明自己是有能力辦到的。羅伯的演講風格可能不會冒太大的險，並且不太願意走出他的舒適區。如果剛好發生一個意外，導致他的演講過程不如預期，他很可能會開始避免任何公開發表演說的機會。

精熟目標將幫助你減少對個別失敗案例的不安。也會增加你找出錯誤的意願，並且幫助你避免因為對自己過度批評，而導致你對自己修正錯誤的能力失去信心。

精熟目標也可以幫助你確定事情的優先順序，你可以向那些會讓你邁向精熟目標的事情說「是」，並對那些無法實現目標的事情說「不」。如果你不能容忍不確定性，這也是很好的，因為這為你提供了一個明確的方向和經驗法則，讓你可以去決定當下要追求哪些機會。

實驗：你現在最重要的精熟目標是什麼？寫完以下這句話：「我的目標是精熟關於 ______________________ 的技能」。例子包括了養育子女、讓更多造訪網站的人變為買家、投資房地產，或者自我認可。根據你所選擇的精熟目標來回答以下的問題，盡可能具體地說明你的答案。

有著和你相同精熟目標的人會：

1. 對錯誤、挫折、失望和負面情緒作何反應？

2. 優先處理哪些任務？又會將哪些任務擺在後面？

3. 當他們在某件事上耗費許多時間，接著發現這個策略或想法並不如他們所希望的那麼有潛力時，他們會作何反應？

4. 如何確保自己能有效學習並獲得技能？

5. 當他們感到焦慮時，會作何反應？

察覺「貶低」的思維錯誤

焦慮的完美主義者往往會貶低自己的成就。例如，一個廚師可能將米其林星級以外的任何獎項都視為「沒那麼傑出」。

實驗：您常會貶值自己的哪些成果和專長？若你更實際地檢視你現有的成就和專長，而不是貶低它們，你對自己是否能更有信心？

接受成功的步調

當你沒有如想像中那樣快速取得成功時，你是否感到挫折？例如，畢業搬到倫敦之後，我花了一個月才找到工作。當時，這對我來說就像是永遠找不到工作。我當時就是一具壓力很大的行屍走肉，計算著還沒有收入之前自己花掉的每一英鎊。畢業後要在一個新的國家找到人生第一份工作，我當時卻認為花一個月已經夠久了，現在回想起來，這似乎頗為荒謬。客觀的跡象顯示我當時正走在正確的軌道上，我那時獲得很多職位的面試機會，只是我過高的自我要求引發了焦慮而已。而回顧這段經歷，總能在我對成功的緩慢步調感到不耐煩時幫助我。

想要減輕因為成功步調緩慢而產生的焦慮，練習接受能力和成果都需要花一段時間，而且兩者會相互影響。

實驗：問自己以下的問題：

1. 在你生活中，有哪些方面是你接受結果和進展的步調會比較好的？

2. 是否有客觀證據顯示你正走在正確的軌道上，而若想看到正面的結果，只需要你有耐心並用正確的方法繼續做下去？

3. 如果你能更加接受成功的步調，你會對自己說些什麼？記得上一章所提到的自我包容。如果你需要重新回想，或者你當時跳過了上一章，可以回去翻閱內容。

調整「我應該要更努力」的思維以防精疲力盡

焦慮的完美主義者經常被以下三者的強烈組合驅使著去努力工作：抱負、責任感和「若不加倍努力就會導致災難」的擔憂。而一旦某些事情無法依照計畫進行時，他們就可能成為「只要我更加努力就好」這種錯誤思維的受害者。

不是只有焦慮的人會有這樣的思維錯誤。舉例來說，人們一次又一次地減肥失敗，這種思維錯誤也是原因之一。一旦節食失敗，人們通常就會跳到這樣的結論：無法成功的原因是因為不夠努力。他們會發誓要更加努力，卻沒有採取任何適當的策略，客觀來說，要有適當的策略才可能會帶來更多成功。陷入這種思維陷阱的人，往往會不斷嘗試他們失敗的策略，並期待有不同的結果。

這裡有一個例子，說明我是如何陷入這種思維陷阱的，還有我最後採取什麼措施來克服它。根據經驗，每天寫出大約七百五十個字是對我來說最有效的寫作目標。如果我設定了每天要寫出更多字的目標，我就會感到不知所措，最終開始拖延，導致整體而言我的完成度沒有那麼高。事情進展得比較順利時，通常是我堅持最低目標的時候。然而，當我開始感到疲乏時，我又往往會想要提高我的目標，因為若沒有做到足夠的事情，我會感到很焦慮。為了克服這個陷阱，我其實需要做的就是了解到我需要休息個一兩天，並於休息回來之後，繼續保持一貫的目標。而當我感到焦慮或沮喪時，我需要做的就是抗拒過度工作的衝動。

這種模式可以寫成一組流程圖：

受困模式

焦慮／沮喪

↓

「我要更努力工作」的思維錯誤

↓

提高我的目標

↓

感到更焦慮，並且可能開始拖延

較有益的模式

焦慮／沮喪

↓

「我要更努力工作」的思維錯誤

↓

發現思維陷阱

↓

休息一下

↓

回到工作崗位，並保持我自知能做到的行為目標

實驗：畫一個流程圖，寫出一個陷阱式模式和一個較有用的模式，就像我剛才寫下的那樣。這個流程圖將會顯示你的想法、感受和行為是如何相互關聯的。

一般使用的流程圖的形式如下，請填入空白處。

受困模式

焦慮／沮喪

↓

「我要更努力工作」的思維錯誤

↓

你無益的行為模式：________________

較有益的模式

焦慮／沮喪

↓

「我要更努力工作」的思維錯誤

↓

發現思維陷阱

↓

較有益的行為模式：________________

創造出自己的認知行為流程圖雖是一種較為進階的心理技能，但如果你熱衷於接受挑戰，這會是一種非常有幫助的做法。本書所介紹的任何內容，都可以使用流程圖來進一步理解。

調整「全或無」的極端思維

就像「非此即彼」的思維一樣，當你難以看見事物的中間地帶，就是極端思維。你要不就是過度全力以赴（全），要不就是徹底迴避（無）。這就是當你難以看到中間立場時。例如，你可能會認為，如果你要開始使用社群網站，你就要同時使用 Facebook、推特（Twitter）、Pinterest、Instagram 和許多其他社群網站。你要不就會因為一次使用所有平台而分身乏術，要不就是感到不知所措，最終完全避開社群網站。

焦慮的完美主義者尤其容易陷入困境，因為焦慮會使人的思維更加僵化。當你選擇了「無」，你的成功速度會趨緩，因為你迴避了許多新的事物。而選擇了「全」，則可能會導致一次做太多件事，使你感到疲憊，並因為你太過疲勞而出錯。抓住這種思維錯誤，並學習尋找中間值，將有助於緩解你的焦慮。「全或無」陷阱的出現，往往是伴隨著對事物發展的負面預測，這是焦慮者們主要的思維偏誤之一。

實驗：你現在的生活中，有沒有哪些事情是你因為過度賣力而感到焦慮或不知所措的？這之中是否有你過去未曾看到的中間值？我們將在第八章中重新討論有關逃避的陷阱。

調整「這對我來說太難了」的思維

焦慮的完美主義者喜歡徹底掌握事物。一旦他們認為「這對我來說太難了」，他們經常就會認定這是事實，而不會將這種想法當作一種可能是焦慮所引起的錯誤警報。要記得，如果你很容易焦慮，那麼根據定義，你的焦慮系統是很容易出現錯誤警報的。也就是說，你的系統會向你提出一些不存在的風險。

想法只是想法，但問題是我們總認為想法是真實的，並將感受與事實混為一談。這種情況發生的部分原因是記憶偏誤：你的大腦往往會想起與你當下感受相符的過去事件。因為當下的情緒會對想法產生強烈的影響，所以在你感到沮喪時，刻意去回想那些自己很擅長或有才能的證明，可能就不會很有真實感或令人信服。既然你知道這是你大腦的運作方式，那麼當你處於一種挫折的情緒中時，你可以先試著忽略一些消極的想法。當你的情緒好轉時，你的想法會自然地改善。因此，重獲信心往往只是需要耐心地等待消極或焦慮的情緒過去。

實驗：過去你是否有過「這對我來說太難了」的想法，你發現這些想法都是錯誤的警報，而你最後設法去做了你本來擔心可能會對你來說太難的事情？找出一個例子，這個例子不需要是多偉大的事情。一個小小的例子就很好了。

轉變你對於構成「好想法」的觀點

焦慮的完美主義者在提出構想時，通常對於什麼才是「好」抱著極高的期望。他們可能會想著：「因為我二十一歲的時候沒有在我家車庫裡創辦一間價值數十億美元的公司，我顯然不是一個能提出構想的人，我注定一生平庸。」這聽起來是不是太過完美主義了？

過度的期望再加上焦慮，會妨礙你產生想法，並使你陷入反芻思考中：「我為什麼就是想不出來？」這一定會加劇你的焦慮感，並使你更難產生任何想法。你可能會在思考時陷入困境，因為你認為自己必須提出一些非常獨特的構想，但實際上，構想總是建立在其他構想之上。如果你把思考過程想成是從你現有的知識基礎中找出一些資訊，那麼你在提出構想時，就不會感到那麼窒礙難行。如果你認為創意是看著一頁白紙就能產生出來的東西，那麼難怪你可能會有停滯不前（或逃避）的焦慮反應！相反地，試著問問自己：

- 我是否知道哪些東西與我要解決的問題有關，或者哪些有助於回答我的問題？
- 我要如何複製我之前成功完成的東西，但加入一些改變？
- 我要如何組合兩個通常不相容但其實可以組合起來的概念？（像是牛角麵包＋甜甜圈＝牛角甜甜圈）
- 我要如何採用他人成功的方法，但用不同的內容來進行？（例如，你看到一篇被瘋傳的部落格文章，便採用了這篇文章的形式，但是撰寫不同的主題。）

實驗：嘗試想一個他人成功的方法，並想想要如何複製這個方法，但使用不同的內容來進行。

調整行為以克服無益的完美主義

既然你已經熟悉了會導致焦慮的完美主義者陷入困

境的常見思維偏誤，讓我們來看看可以幫助你保持冷靜、自信和積極的行為調整。

管理你的意志力，而非你的時間

焦慮的完美主義者經常燒光他們身心的精力，而不會去保留一些備用燃料。當他們的做事方式與價值觀和目標出現不一致時，通常是因為他們的意志力已經消耗殆盡了，而不是時間不夠用。

我喜歡將意志力想成是電腦的記憶體（RAM）。RAM 是電腦用來運作軟體和應用程式的存取記憶體，而不是用來存放照片和文件的儲存空間。當你同時開啟太多軟體或應用程式時，系統就會懸置並且停滯。你必須確保你始終保有儲備的意志力，可以運用於即時決策以及控制你的反應。如果你的意志力儲備量過低，你最後就會做出一些糟糕的選擇或者對著別人情緒失控。以下是一些可以提供你更多意志力的方法：

- 將你每天試圖要完成的任務減低到極少的數量。務必要知道你最重要的任務是哪一個，並確保自己有完成那一個任務即可。你可以將一些瑣碎的任務合併在一起，例如回覆電子郵件或線上繳納帳單，將這些任務當成同一個項目。

- 慢慢地執行任務來重振你的意志力。我的朋友托妮·伯恩哈德（Toni Bernhard），也就是《如何覺醒：佛教啟迪的喜樂導引》（*How to Wake Up: A Buddhist-Inspired Guide to Navigating Joy and Sorrow*）一書的作者，她就建議我們用比平常還要慢上 25% 的速度去執行一個任務。我並不是要你一直這麼做，只需要在你感到注意力分散或不知所措的時候再這麼做就好。以這樣的方式放慢速度，被認為是正念練習的一種形式。
- 另一種重振意志力的方法，是慢慢呼吸或進行第五章提到的任何一種正念練習。將使用正念想像成是在未正確關閉的電腦背景程式中運作清理程式。運用正念進行認知清理，你就不會因為背景程式中的擔憂和反芻思考而導致精力滲漏殆盡。
- 減少做出決定。對於許多人來說，特別是那些擔任管理職位或養育孩子的人，生活需要不斷地做出決定。而做決定會榨取意志力。找到任何可以減少做決定的方法，但不會讓你感覺這是一種犧牲。設定一些例行事項（比如一周中的哪一天你要做哪一種特定餐點），這樣你就不用一遍又一遍地重複做出相同的決定。或者，盡可能交給別人做決定。由其他人做出決定，讓做決定不再是你一個人的事。

- 減少過多的感官刺激。例如，關上門或戴上一些笨重的大耳機來阻隔噪音。你就不會為了必須過濾掉太多的外在刺激，而造成心力被消耗殆盡。如果你是一個高度敏感的人，這個技巧尤其重要（如果你當時跳過了與此相關的章節，請參考第二章來了解更多資訊）。

注意自己是否出現了過度堅持的警告跡象

因為焦慮會使思維變得狹隘和僵化，有時候也會導致你在某些事物上太過堅持。由於焦慮的完美主義者往往很特別，而且不喜歡懸而未解的事物，他們可能特別容易受到這個陷阱的影響。要注意自己需要停止過度堅持的跡象。例如，如果你正在上網，你自己過度堅持的跡象可能是，你已經在論壇上搜尋了超過三十分鐘，試圖找出問題的解決方案卻一直找不到，這就是一個提示了，休息一下可能比一直拚命解決問題更有效。另一個例子可能是，你一直試圖說服你的伴侶，已經講了超過十分鐘，也已經用了好幾種不同的方式說明你的觀點，兩人卻仍然爭執不休。

用客觀和具體的方式定義自己過度堅持的警告跡象。要是你的定義太模糊，就會更難忽略這些跡象。

別等到筋疲力盡或卡住的時候才中途停止

就像前面所說的，焦慮的完美主義者經常會將他們的意志力運用到完全消耗殆盡。其中一種表現就是當你已經筋疲力盡或是被卡住的時候才暫停工作。這可能會讓重啟工作變得非常不吸引人，因為你最近對這項工作的記憶是不順利的、執行過程讓人感到疲憊的。人都有「近因偏誤」，意即最近的記憶往往是最突出的。你一定不會希望你對工作最近的記憶就是感到被困住或者是耗盡心力。

嘗試感受一下當你還在工作中途，仍然享受著這項任務時停下工作，而不要等到你筋疲力盡或挫敗時才停止。注意這麼做是否會讓你後續做出更好的選擇。例如，辛苦工作了一天之後，晚上選擇一頓更好的晚餐。

交出控制權

如果有人曾經說你是控制狂，那麼就要了解你之所以想要掌控、不讓別人以自己的方式做事，可能是與焦慮有關。在你的思維模式中，可能擔心其他人不會以你可以接受的標準來執行任務，而這在既有情況中可能是真的也可能不是。或者你的控制慾也可能與「應該」的思維錯誤有關，就像「我應該要能夠自己做所有的事」，或者你可能擔心需要別人幫助是弱者的象徵。

你可以嘗試的行為實驗是將你感到不知所措的任務委託或交代給別人來做。例如，如果你是一個電腦工程師並且遇到了一些問題，你可以將問題丟到 Odesk.com 網站或類似的外包平台上，而不是堅持一定要自己解決問題。一開始可以委託較小的、不太重要的工作，看看結果如何。把事情委託給其他人會需要忍受不確定性，有時候也要接受不完美的結果。試著從全局的角度來思考委託給別人整體來說是不是一個值得的投資。

如果把任務交給別人會激發你無法容忍不確定性的困境，那麼就好好地與自己的感受溝通。認知到緊抓著生活的所有方面會讓你有安全感，但也要認知到這同時會讓你疲憊不堪。要知道如果強烈地掌控是能夠讓你在短期內減少焦慮的行為模式之一，那以長期來說反而會讓你感到更加焦慮。過度掌控是其中一種「做得越多，就越需要去做」的焦慮模式。

在第二章中，我們討論了小心謹慎有哪些幫助，又有哪些過度小心謹慎的可能。同樣地，談論到控制時，你會發現區分出哪些控制對你有幫助、哪些是沒有用的，這種區分是很個人的。例如，對家中主要的裝修進行專案式的管理，可能對某些人是有幫助的，但也有人可能會因此而變得非常緊張，以至於為他們的婚姻帶來壓力。同樣地，這與你對自己的了解有關。

精簡你的注意力，別一件事還沒完成又去做下一件事

雖然看似矛盾，但與焦慮有關的完美主義，可能會導致人們花太多時間堅持在某些任務上，而其他項目卻沒有完成。無法忍受不確定性的完美主義者經常會從一個工作項目跳到另一個工作項目中，他們可能會同時展開很多個商業計畫、大型提案、投履歷、寫電影劇本、設定個人習慣、製作工藝作品或寫小說，但卻沒有一個完成。當他們開始產生自我懷疑時，很快就會對這個任務感到不耐煩，沒有辦法繼續堅持下去，並去客觀判斷這個任務成功的潛力。

如果你一下子想做這個，一下子又想做那個，那很可能是因為你無法容忍不確定，你不知道手上正在進行的任務究竟會不會成功。如果你有不完成事情的習慣，或許先堅持在同一個項目上並完成它會比較好，別在開始感到不確定時就馬上跳到另外一個項目上。

想要減少這種跳躍式的做事習慣，可以先減少接觸過多的資訊和其他的選擇。例如，堅持閱讀產業部落格一段時間。

第七章

懼怕建議與批評

如何處理你對建議的敏感

建議能使人進步，但焦慮的人通常會逃避接受建議，這是由於建議讓他們覺得很有威脅感。因焦慮而逃避建議，會導致你實現目標的進展速度低於理想值。此外，如果你因為他人給予建議就感到焦慮，並且從此對建議採取封閉態度或糟糕的回應，你與提供建議的人之間，關係也會因此變得緊張。本章將幫助你解決這些常見的問題。

先進行以下的測驗，看看本章的內容會與你有什麼樣的關聯。選擇你認為最適合的答案。如果沒有答案是合適的，就選擇一個最接近的答案。

1. 你想要得到一些目前工作上的評價。你是否會去設想所得到的評價都是負面的？

Ⓐ 我通常會設想獲得良好的評價，因為我覺得自

己通常都很有能力。

Ⓑ 我很擔心會得到負面評價，但不會因此停滯不前。

Ⓒ 我常設想會得到負面評價。

2. 當你的老闆指出你做得很好的九件事情，和一個確實是你可以改進的地方，你的典型的反應會是什麼？

Ⓐ 我會計畫一些簡單的調整，確保我可以持續得到正面的評價。

Ⓑ 我很高興整體的評價是正面的，但那一個負面的評價也讓我感到有些不安。

Ⓒ 單一一個負面評價就讓我困擾了好幾天或更久。

3. 你對於自己應對合理負面評價的能力有多大的信心？

Ⓐ 我相信我有能力去做出必要的調整。

Ⓑ 我想我會反芻思考一段時間，但我也知道，在安靜的夜晚喝杯葡萄酒、看一整晚影集之後，我就會走出來了。

Ⓒ 我覺得我會感到很受傷、很尷尬，再次看到那個給予我評價的人時，我會覺得很難面對他。

4. 你有多容易把負面評價視為針對個人的批評？

Ⓐ 我不太會把評價都當作針對性的。

Ⓑ 我會當作是針對性的，但我有足夠的自我覺察，我通常會拉住自己。

Ⓒ 當我得到負面評價時，我會覺得對方是因為不喜歡我，所以不滿意我完成的工作。

5. 你是否會傾向逃避得到他人對你工作成果上的建議？

Ⓐ 我不會逃避，而且我覺得建議很有用。

Ⓑ 我有時候會逃避某些領域中的建議，但不是所有的領域。

Ⓒ 我只有在不得不的時候才會去聽取建議，我寧願去看牙醫。

6. 如果有人對你表現得很奇怪，而且沒有明顯的原因，你通常會是什麼反應？

Ⓐ 我會想：「這可能是他們自己的關係，而不是

因為我。我可能永遠不會知道這種行為背後的原因，所以過度思考是沒有意義的。」

Ⓑ 我會擔心我做了一些冒犯這個人的事情，為了改善情況，我還會試著表現得格外友善和隨和。這種擔憂會困擾我好幾天。

Ⓒ 我會感到煩惱不已，還會花好幾天的時間思考這個人的行為可能是出於什麼原因。

7. 當你問別人你穿這條牛仔褲會不會看起來很胖的時候，你是真的想知道答案嗎？

Ⓐ 是。

Ⓑ 是，但我需要提供建議的人巧妙地回應。

Ⓒ 當然不是。

以下是你答案的解析。如果你的答案：

大部分是 A

你通常認為建議與評論是有幫助的，這不會對你構成威脅感。當你得到負面評價並感到有點失望時，你會能夠理出頭緒，而不會小題大作。你認為自己是有能力應對他人評論的，因為你過去已經成功地做到了這一點。你善於收集建議並進行必要的調整。你不會自動跳到「給予負面評價就表示這個人不喜歡你」這種結論。你只要輕鬆地瀏覽本章即可，但也可以留意一下是否有任何新的資訊。

大部分是 B

你有一點傾向於將評價都當成是負面的。當你得到大部分是正面的評價，但其中包含了一點點負面的評論時，你很容易把負面評價看得很重。雖然在大多數的情況下，你不會將評價當作是針對你個人的，但有時候你還是會發現自己陷入了這種情況。本章中有很多內容可以幫助你更放鬆地面對他人給予的評價和建議。

大部分是 C

接受評價令你感到十分焦慮。這會使你覺得自己無所遁形，而且非常脆弱。你總是預期獲得的評價一定是負面的，而且你對於自己在接受評價後做出修正的能力沒有信心。負面評價對你來說就像是人身攻擊。你逃避獲得評價，因為它會讓你陷入反芻思考模式，而且你很難掙脫那種情況。你如此害怕被評價，以至於你會去逃避一些機會，只要那些機會中包含了更多會讓你受到評價的可能。

你也許永遠無法學會樂於接受他人的評價和建議，但本章中的策略可以幫助你在面對評價時更加自在、更少逃避。

這一章並不是要完全解除你對批評的敏感。而是讓你能與你天生的敏感共處，並學習如何減少逃避評價，即使評價會引發你的脆弱感。你將學習如何辨識出一些思維錯誤，這些錯誤會讓你放大對評價的恐懼，並且你也將嘗試一些練習，讓你辨識出哪些時候借助外力帶來的助益會多過於帶給你不自在。

調整思維以更加輕鬆地面對他人評價

本節中的實驗將幫助你了解與接受評價有關的思維過程，並將你的思維調整得更加平衡。

微調你的想法以從評價中獲得益處

當你處於焦慮狀態時，很容易將評價視為一種徹底的折磨和心理上的痛苦。你能否透過思索一些評價帶來的益處，來調整這種思維？

- 你可能會發現自己做得很好。
- 你可能會發現，被你在工作中視為較次要的一部分，卻被其他人視為你主要的優勢。

- 你可能會獲得更多的成功，因為你在獲得評價後能做出更好的內容。例如，有人會給你一個小提示，或提供你一些能夠讓你更加進步的建議。你可能會發現自己很喜歡這個新的改進版本，而且假如沒有這些建議，你本來不會朝著這個方向去做。
- 透過他人的評價，你可以獲得一些新的見解，幫助你解決本來一直很困擾的問題。提供建議的人也許會提出一些很實用的資訊，有關於他們之前如何解決你目前遇到的問題。
- 最後，接受評價的過程可以強化你與評價者之間的關係。這是一種締結關係的經驗。

實驗：嘗試以下一種（或兩種）選項：

選項 1：想出一個過去的具體例子，是否有哪一次負面評價其實對你是有幫助的？

選項 2：瀏覽上面所提的每一項評價的益處，並逐一寫下你獲得益處的具體實例。

了解到逃避評價所帶來的損失

當人們逃避評價時，他們會錯過前面所提到的那些益處，導致有所損失。例如，你可能會一直擔心著你的工作會受到怎樣的評價，花在擔心上的時間比你所需要的更久。你是否傾向考慮評價可能帶來的痛苦，而不是去考慮逃避評價所帶來的損失？如果是，你可以有意識地糾正自己這種思維偏誤。你可能會注意到，這種思維偏誤跟我們之前在關於「猶豫」的章節中討論過的一樣：焦慮的人傾向考慮行動可能帶來的風險，而不是不行動所帶來的危害。

實驗：請嘗試回答以下的問題，讓你用以大局為考量的角度，去看出逃避評價會帶給你甚麼樣的損失。如果你想不出答案，就讓這些問題醞釀一兩天再回答。

- 你是否曾經一開始逃避接受評價，後來才意識到如果早些接受他人給予的建議，就不會在錯誤的方向上努力這麼久？如果有，什麼時候發生過？
- 你是否曾經逃避接受評價，後來才意識到你所擔心的負面評價根本不是事實？你在不必要的擔心上花了多久時間？當時你有什麼感受？
- 是否有哪一次你對於負面評價的預期成真，但負面程度比你預期中的要溫和得多？你是否有恍然大悟的經驗，發現原來去進行所需的修正其實比你想像中更容易做到，而且你還無緣無故地忍受了許多不必要的擔憂？

- 你是否曾經錯過了一些很棒的機會，只因為你不想讓自己暴露在得到負面評價的可能性之中？

修正對於負面評價的過度恐懼

焦慮的人害怕評價的原因之一，是他們往往比別人更嚴厲地評價自己的表現。當你很焦慮的時候，你可能會去高估得到負面評價的可能性，認為任何你所得到的評價都會是負面的，這就是「負面預測」的思維錯誤。

假設你需要得到一些建議，是關於你即將發表的報告。你很擔心你會受到嚴厲批判，大家會說你的演講風格很糟糕，而且不會給予你任何讚美。你覺得有多大的可能會發生這種你所害怕的結果？你可能會說：「感覺上有百分之九十九的可能性。」那實際上的可能性又有多大？你會想：「客觀來說，可能是百分之五十？」你「百分之五十」的這個答案也許仍然是高估了，但這至少會開始改變你的思維。這個答案提醒了你，你的焦慮情緒某種程度上會蒙蔽你對事物的看法。

光是要求人們根據「焦慮的感受」或「客觀的看法」來回答問題，人的思維就能有所轉變，這似乎很奇怪，但其實並沒有像聽起來那麼牽強。有很多研究證據表明，人們的思維會隨著他們被要求思索事情的方式而改變。例如，在我自己的博士論文研究中，我詢問人們對伴侶的評價與真實狀況有何不同。結果人們發現自己通常會給予伴侶比真實狀況更正面的評價。

實驗：你目前生活中，是否有什麼事情是評價對你有幫助，但你卻一直在逃避的？

若有的話，問自己以下兩個問題（用百分比來回答，就像前面的例子那樣）：

- 我覺得自己得到極度負面評價的機率有多大？
- 實際上真的發生的機率又有多大？

相信自己應對負面評價的能力

就像每個人的眼球構造中都有一處盲點，人的認知也有盲點，導致我們做出不那麼出色的選擇。例如，你以為自己穿某一套衣服很好看，但實際上並不好。或者你以為你知道老闆的意思，但後來才發現自己的理解方向錯誤。由於我們都有盲點，犯錯和得到一些負面評價都是不可避免的。也因此，除非你打算一輩子住在山洞裡，否則你就需要一套認知上和情緒上的應對措施，當你得到負面評價的時候，你就有辦法去面對。本章後面會再介紹一些行為策略，但現在讓我們先來處理思維和情感部分。

實驗：想一個特定的情境，其中有你所害怕的負面評價。如果你害怕的事成真了：

- 你會如何進行必要的修正？
- 你會如何接受自己對批評的敏感？你會不會輕柔地對自己談談你的感受，而不是批評自己沮喪的情緒？當你有這些感受時，你能否耐心的對待自己？
- 在度過受傷和沮喪的情緒時，你會做些什麼來照顧自己？（是的，重看一整季九〇年代的電視劇也是一個完全可以被接受的答案。）
- 你可以尋求哪些人的支持來應對你的情緒？例如，你會找個朋友聊聊。

察覺自己因模稜兩可的評價而產生的恐慌

焦慮會導致人們有時候會誤解自己所收到的評價。當人們感到焦慮時，他們往往會將一些模稜兩可的訊息（或是對方沒有給予評價）解讀為負面的意涵。

舉例來說，你的上司說他過幾天再回覆你所提出的要求。你就認為這表示他最後的答案一定是「不」。另一個例子是，你可能會將不太熱情的回應當作證明，認定這個人一定沒有對你的成果留下深刻的印象。如果某個人一般情況下都會說「謝謝，你做得很棒」，但他今天只是跟你說了聲「謝謝」，你就把這當成是負面的意思。

實驗：你是否曾經直接對模棱兩可的評價作出負面的解讀？或者有沒有哪些情況是你很有可能會這麼做的？舉出一個例子來。

察覺自己會對負面評價作出更加負面的解讀

焦慮導致人們誤解評價的方式還有另外一種。那就是當一個焦慮的人收到了稍微負面的評價，這個人通常會就會因此感到非常恐慌，而且會認為這個評價比實際上還要更加負面。像是，你收到了一些工作上的評論，第一次讀到這些評論時，你往往會覺得那些被指出來的問題似乎非常重大，遠比你第二次重新閱讀時看起來時更嚴重。

實驗：是否有哪一次你收到負面評價後感到很恐慌，並且認為情況比實際上還要更糟糕？

盡量不要將評價當作有針對性的

我們在有關反芻思考的章節中已經提過「針對性」的問題，但由於將評價當作針對個人的批評是一個十分常見的思維錯誤，就讓我們來簡要地回顧一下。我也會把「要求被拒絕」納入討論範圍中，因為人們往往會將否定的答案視為評價的一種。比如說，你問上司你能不能去參加某個會議，但他不答應。你於是把這個否定的回答當作針對你個人的否定，但實際上這只是跟行程預算有關而已。

又比如說，你本來不是一個擅長發表意見的人，但有次你鼓起勇氣向上司提出了一個點子。結果他告訴你他只是「沒那麼喜歡這個點子」，你就大受打擊。這些負面情緒觸發了你一連串恐慌的想法，認為老闆一定覺得你是全辦公室最不聰明的人，但你本來沒有這樣想過。

若要克服自己將評價當作有針對性的習慣，你需要做出兩種思維調整。首先是正念：你需要訓練自己不要將所發生的事都當作是針對你的。第二個是去了解負面評價並不一定表示這個人不喜歡你、不尊重你的能力或沒看到你的潛力。

實驗：你是否曾經低估了其他人對你的看法，他們也許認為你是一個有能力和才華的人？有沒有哪一次是你可能低估了別人對你的正面看法？舉出一個例子。

意識到敵意歸因偏誤

焦慮（和壓力）會使人們更容易受到「敵意歸因偏誤」（hostility bias）的影響，這是一種將事件當作有針對性的行為，你很容易直接得出「對方有敵意」這樣的結論。

舉例來說，你聽到有人在笑，就認為別人是在笑你。大部分的人也會有這種想法，但只是一閃而逝，在他們環顧四周、檢查一下自己是不是拉鍊沒有拉上之後，這種想法就會消失，並且了解到笑聲根本與自己無關。

敵意歸因偏誤經常在工作環境和群體場合中出現。例如說，當有人提供你建議的時候，你就認為自己受到攻擊或是被挑剔。你可能會產生一些焦慮或痛苦的想法（也可能兩者都有），像是：「他們為什麼要這麼迂腐？」無論你這種惱怒的想法是不是真相，其實都無關緊要。真正重要的是，這種想法會讓人感覺自己受到孤立，就好像要單獨與全世界抗衡一樣。

實驗：你能否想到任何一個情況是你很容易產生敵

意歸因偏誤的？例如，一位同事指出你句子中一個不重要的錯別字。你可以有哪些其他的想法？你的同事正試圖協助你，或者這是他的問題，他對於錯別字有點強迫症。

當你經歷敵意歸因偏誤時，你的憤怒指數似乎會在兩秒鐘之內從零飆升到一百。從演化角度來看，憤怒通常會使我們行動，而不是使我們思考。這使我們在生氣時會難以去考慮其他想法。因此，立刻解決敵意歸因偏誤的最佳方法，就是放慢你的呼吸，使自己獲得生理上的平靜，然後使用行為策略，例如「罐頭回應」（參考下一節）。

調整行為以更加輕鬆地面對他人評價

將以下的行為策略與我們討論過的思維調整作兩相結合，有助於降低你對評價的恐慌傾向。

預設一些用來應對評價的「罐頭回應」

你可以準備一些「罐頭回應」的句子，當你需要抽離情緒時可以拿來使用，讓你聽見他人評價時不會出現過強的防禦心。一些舉例如下：

- 我覺得關於＿＿＿＿＿＿＿＿，你說得很有道理。

- 我會把你所說的都想一遍，我需要好好考慮你的建議。
- 這是一個有趣的看法。
- 讓我想想該如何運用你的建議。
- 讓我想想在這一點上如何改進，我會再寄電子郵件回覆我的想法給你。

這些「罐頭回應」應該要大致上認可對方所提出的有效建議，並且表明你現在要先離開，但會好好考慮他說的話。你也可以準備一些罐頭回應，是用在你的盲點被發現而你感到很尷尬的時刻。像是：

- 我沒有想到這一點。這真的很有幫助。謝謝你提醒我要用這種方式來看這件事。
- 真是一個好想法，我常常可以從我們的對話中找到新的觀點。

如果你有極高的自我要求，你可能會需要假裝你比實際上更容易接受自己的盲點！

故作輕鬆地接受評價

當人們收到負面評價時，有時候會感受到一股防禦的衝動。你可能會對評價感到惱怒或沮喪。在這種情況下，你要嘗試表現得彷彿你很放鬆。換句話說，就是要一直假裝，直到你真的感到更放鬆為止。故作輕鬆是讓你真的感覺更平靜最快的方法之一。如果你在收到評價或出現防禦心時會焦慮感飆升，就試著讓自己的肢體語言更加開放。用非語言的信號表明你是敞開心胸的，即使你內心並不是這樣想。放鬆肩膀、抬起頭、輕柔的眼神接觸並放鬆雙手。當你這樣做時，你的想法和感受幾乎會立即開始趕上你的非語言暗示。你當然不會感到徹底放鬆，但這麼做是會有所幫助的。

考慮安排你自己的「督導」

當確定對方是喜歡自己、尊重自己的才能時，焦慮的人才有辦法在對方一對一地給他評價時仍感到自在。

實現這個目標的一個好辦法是建立 DIY 的督導關係。「督導」是心理醫生和諮商師使用的術語，意即他們會定期與一位同事會面，通常是兩週一次或每月一次。在會面時，受督導者會與他們的督導員討論自己作出複雜決策的思維過程。受督導者有時也會討論自己的個人問題如何影響到他們的工作，以及要如何防止這種潛在的危害。督導是一個頗有意思的形式，因為就連那些已經執業十幾年的專業心理醫師們都仍然會這麼做。這項傳統是基於這樣的觀念：

無論我們的經驗和才能水平如何，我們所有人都有認知盲點。督導員通常不是受督導者工作上的主管，而是受督導者工作範圍以外的人，或是更資深的同事。

督導和指導之間的區別，是督導的目的是要確保治療師能盡可能地為患者做出做好的治療。換句話說，這麼做是對患者有幫助，而不是只為了幫助治療師。想想看你的工作是否可能允許你在上班時間內，採取這種督導方式的做法。你可以把這個做法解釋為剛剛解釋的那種督導，目的是對你目前手上的工作有幫助，而不是只關於你一般的職涯發展，也許會更能說服你的主管採納這個方案。

當評價來自你已知是尊重你能力的人，並且你練習讓自己能夠面對這些評價，這將會幫助你建立你對於評價的忍受程度，你就可以減少逃避評價。這種安排還能讓你試著變得更加真實、謙虛和誠實地面對你工作中可能遇到的瓶頸，這些瓶頸也許會阻礙你的生產力和決策，但你將有能力去面對。

練習「大便三明治」

當你要求別人給你評價時，可以請對方以「大便三明治」（poop sandwich）的形式來回應。「大便三明治」就是按照以下的順序來給予評價：你做得好的地方、你的問題或該改進的地方、你其他做得好的地方。嘗試用這種技巧來提供和接受評價。三明治上下的吐司（正向訊息）必須貨真價實，這樣的「大便三明治」才會是有效果的。「大便三明治」概念很老套，但幾乎每個人都覺得，先得到一點肯定再來聽評價會容易得多。

先獲取一小部分的評價就好

有時焦慮的人會需要時間來思索一小部分的評價，然後才有辦法接收更多的評價。就好像，如果你正在架設一個網站，你可能只會先找一至三人來進行初步的使用者測試。

如果你在收到負面評價後，發現自己需要一些時間來化解傷口，那麼就善待自己。先聽取一小部分的評價與建議是一個很好的學習方法，在這些經驗中，你可以嘗試去面對評價，並且學著在過程中善待自己。

第八章

逃避

如何停止像鴕鳥一樣地躲避重大事件

在前面的第四章中，我們已經稍微討論過關於猶豫不決的問題。現在，就讓我們來解決這點：你不太想去做一些你必須去做的事。

先進行以下的測驗，看看本章的內容會與你有什麼樣的關聯。選擇你認為最適合的答案。如果沒有答案是合適的，就選擇一個最接近的答案。

1. 當你對一項重要任務感到膽怯時，你會怎麼做？

Ⓐ 找出我不會感到膽怯的那一部分，並從那部分開始執行。

Ⓑ 推遲任務一段時間，但最終還是會去解決。

Ⓒ 把任務永遠歸在「太難了」的類別裡，而且這個類別中的事情已經多到滿出來了。

2. 你花多少時間去做一些別人可能認為是浪費時間的事？

Ⓐ 只花了一些時間，有助於我重振精神。

Ⓑ 多到讓我有點後悔，但還不至於干擾我完成重要的任務。

Ⓒ 花了非常多時間，妨礙了我完成更緊要的任務。

3. 你有多常花時間在一些不重要的任務上，只因為那些重要任務超出了你的舒適圈？

Ⓐ 很少。

Ⓑ 偶爾。

Ⓒ 你常常可以看到我在反覆調整文件上的字體。

4. 有沒有人曾經因為你逃避任務或相關的問題而對你感到不滿？例如，你的伴侶對你很失望，因為你遲遲不肯打電話處理一些讓你焦慮的要事。

Ⓐ 沒有。

Ⓑ 沒有很明顯，但如果被問起，我的家人和／或同事們可能會說，我拖延、選擇退出某些活

動，或無視必要的任務，都讓他們感到不滿。

Ⓒ 有，而且這總是爭執的重點。

5. 如果你必須去做一些事，但那些事可能會勾起過去失敗和負面的回憶，你會怎麼做？

Ⓐ 採取成長心態，我可以透過正確的練習來進步。

Ⓑ 如果非做不可的話，我還是會去做，但有選擇的話，我就會避免。

Ⓒ 如果可能會導致一些麻煩，我就不要去做，例如，如果上一次找水電工的經驗很糟糕，我就不會再找水電工來處理問題了。

6. 當你在執行一個合作項目，而你需要指出別人作業上的問題時，你會怎麼做？

Ⓐ 決定該在特定情況中直接指出問題，還是要巧妙提出比較好。

Ⓑ 給予一些暗示，希望這個人會了解你的意思。

Ⓒ 什麼都不做，或者向他人抱怨此人的問題。

以下是你答案的解析。如果你的答案：

大部分是 A

逃避面對重大事件並不是你主要的問題。你可以處理讓你不舒服的想法和感受，而不會逃避重要的任務。你願意承受一些焦慮和擔憂的情緒來完成該做的事。你可以快速翻閱這一章。也可以從中獲得一些新的想法，並且對於你生活中有逃避問題的人們有更多的了解。

大部分是 B

還有一些進步的空間。你逃避的程度並沒有嚴重到會讓你的生活一團糟（例如，你還是會按時報稅），但你傾向於將自己侷限在舒適圈之內，這有時會為你帶來一些問題。你會去逃避引發焦慮的人際關係互動，例如逃避與主管、同事和朋友之間比較困難的談話。本章中的一些小技巧能幫助你將答案從大部分是 B 變為大部分是 A。

大部分是 C

你陷入了嚴重且不斷延續的循環中，逃避那些會讓你感到有壓力的事情，但從長遠來看，逃避卻產生了更多的壓力。你的逃避可能會讓你感到整體生活陷入困境或面臨癱瘓。本章中的許多內容，將可以幫助你減少逃避，進而減少你整體的壓力。

逃避是導致焦慮的主要因素之一。逃避可以是行為上的：你逃避面對一些會讓你焦慮的情況，或拒絕去做一些會讓你焦慮的事。逃避也可以是認知上的：你試圖避免去思考一些會使你感到焦慮的事情。如果你不去處理，逃避最終會在心理上吞噬你。「逃避因應」會使你的生活中出現更多壓力。此外，你越是避免，你的焦慮就越會擴散到其他的事物或情境之中。一旦你逃避，你就錯過了學習應對各種情況的機會，也沒有辦法透過經驗學到更多技能。

在這一章中，你將了解構成逃避的心理機制，並學習到降低逃避的思維與行為策略。由於克服逃避是很難的，你在這方面的進步可能會覺得自己有點像是前進了兩步，又倒退了一步。然而，即使這種進步模式不盡完美，你仍然會發現整體感覺起來好多了。

調整思維以克服逃避因應

本節將幫助你了解逃避的模式，並讓你知道思維轉變會如何讓你更加相信自己的能力，讓你去面對那些你正在逃避的事情。

了解自己：你是僵化者、逃跑者，還是戰鬥者？

當面對想要逃避的事物時，可以從你的主要反應看出你是哪一種逃避類型。可能的反應共有以下三種：立即僵化、急忙逃跑和奮力戰鬥。我們之所以演化出這些反應方式，是因為在面對掠奪者時，這些反應很有用。就像其他動物一樣，當我們遇到掠奪者，我們會下意識地靜止，避免引起注意，也會逃跑或奮力戰鬥。

大多數人的反應會偏向其中一種，更甚於其他兩種。因此，你可以解讀自己的反應為某一種「類型」，就像人格類型一樣。運用以下段落中的說明辨識出你的類型。要記得，這個類型只是你最主要的反應模式，有時候你也以其他兩種方式作出回應。

僵化者面對他們不想做的某件事時，會真的停下來。他們既不向前也不退後，只是停在半途中。如果有同事或親近的人叨唸著要僵化者去做他們不想做的事，他們往往不會有任何回應。僵化者可能會在人際關係中「築起高牆」（stonewalling），這個詞指的是人們用盡全力拒絕去面對他們的伴侶想要談論的某些話題，例如，要不要再生一個小孩或搬到新家。

逃跑者即是那些面對不想做的某件事時容易逃走的人。如果雙方爭執到氣氛緊張而他們不想再繼續討論，他們可能會直接離開現場。逃跑者經常會有一連串的情感關係，因為他們寧願逃避，而不願意去解決棘手的問題。當逃跑者想要避免去做某件事時，他們會去做很多其他的事情，來合理化自己的逃避。例如，逃跑者可能會幫孩子安排大量的行程，好讓他們總是忙東忙西，帶著小孩去參加一個又一個的活動，卻不去處理自己的問題。

戰鬥者會透過更努力地工作來回應焦慮。戰鬥者是最不易逃避的焦慮類型，但他們還是會有自己逃避的方式。當戰鬥者有一些他們不願去處理的事情時，他們經常會獨自埋頭工作，但不去處理問題的癥結。當這種策略起不了作用時，戰鬥者也不願意承認，而且會繼續埋頭苦幹。他們多半會避免藉由外力的幫助來讓事情繼續前進，即便他們深知聽取他人建議是必要的，但如果這樣做會引起焦慮，他們也會逃避聽取別人的建議，並且以自己的方式繼續嘗試下去。

一個人逃避的主要反應，也就是僵化、逃跑和戰鬥，在工作和人際關係中展現出來通常都會是一致的，但並非總是如此。

實驗：一旦你確定了自己的類型，想想目前有沒有一個情況是你正好在用這種方式來逃避的？以及你可以嘗試哪些不同的應對策略？例如，你的伴侶叨念著要你去完成一件跟電腦有關的任務。但因為你對於跟電腦有關的任何事情都缺乏信心，你對此便感到很焦慮。如果你是一個僵化者，通常你被問到「什麼時候要去做」時，你就會避而不答。你可以如何改變你的反應呢？

運用「價值衝突」來克服逃避因應

人們通常認為內疚是一種消極的情緒。然而，研究顯示，內疚感往往與聽取他人的意見以及更積極的行為相互關聯，比如說誠摯地道歉和補償。如果你能了解逃避會使你與自己的價值觀相矛盾，你就能好好利用隨之而來「健康的內疚」。

舉例來說，你的價值觀可能是「己所不欲，勿施於人」。但你卻一直在逃避告訴對方你會拒絕他的要求。想像一下完全不同的情況：如果你在等待別人的回覆，難道你不希望別人盡快告訴你答案，好讓你能夠擬定其他計畫？透過辨認出你的價值觀與行為之間的差距，就可以找到克服逃避的動機。

注意，內疚在心理上是健康的，而羞恥則不是。內疚和羞恥之間的區別在於，內疚是對於行為有不好的感覺，而羞恥則是對於你的自我有不好的感覺。自我批判通常會誘發羞恥感。

實驗：找出一個你逃避卻與你的價值觀相矛盾的情況。你該怎麼解決價值觀和行為間的衝突？

運用「成長心態」來克服逃避因應

讓我們來看看「固定心態」會如何驅動逃避，以及「成長心態」會如何克服它。你可以回到第四章複習「固定心態」和「成長心態」相關的說明。以經常會被逃避的一項行為來舉例：投資。那些對於投資有固定心態的人會怎麼想呢？他可能會想著：「我不懂投資。這完全超出我的理解範圍。這不是我能掌握的東西。我注定會在我所選擇的投資上犯錯。」

擁有成長心態的人又會怎麼想呢？更有可能是：「我應該可以找到一些專門幫助我這種人的資訊。透過一點練習和毅力，我就能學會分辨可靠和不可靠的訊息，並做出正確的決定。」

實驗：找出你生活中逃避得最嚴重的領域，並寫下固定心態和成長心態的觀點，就像剛才所舉的例子那樣。

了解「知道總比不知道好」

在上一章中，我們討論到當人們面對他人評價時，如果評價指出了一些他們沒有信心能處理的問題，他們通常會逃避面對這些評價。更普遍的情況是，當人們害怕得到負面的訊息，他們就會傾向逃避面對，並且也不相信自己能夠去應對這些訊息。他們寧可像鴕鳥一樣把頭埋在沙子裡。如果你相信自己有能力面對一些令人沮喪的事實，那麼你逃避的慾望就會大幅減低。

假設你正在逃避退休計畫，因為你很害怕發現自己沒有足夠的儲蓄去過著舒適的退休生活。如果情況真的是這樣，你會如何面對呢？你會決定上床睡覺，然後再也不要醒來嗎？不，你不會的。你可能會採取一些不同的應對行為（像是改變你的支出與投資模式），也採取一些不同的應對情緒，例如讓自己對於過去犯的錯誤給予包容。

實驗：找出一個你因為害怕自己無法面對，就決定採取逃避的例子。具體且鮮明地想像你會怎麼做。你可以進行三分鐘的寫作實驗，或思考一下。有哪些可能的新想法，能讓你發現自己應對的能力？例如：「一旦我開始著手解決我的債務問題，我可能會有一段時間被焦慮淹沒，但接著會找到前進的方向，焦慮也將變得更容易應對。」

察覺到拖延下的思維扭曲

我們每個人都會拖延，但焦慮和逃避的模式可能會導致拖延的情況失控。關於這點的好消息和壞消息是，拖延背後的思維模式，就跟前面章節提過的那些思維錯誤是一樣的。儘管這些概念在理論上看似簡單，但思維錯誤總是鬼鬼祟祟地出現，很難被發現，就像那些會以不同形象出現的多面人一樣。想要更加深入地理解，大家通常會需要聽到一些例子，是跟他們所面臨的情況相關聯的。因此，即使我們之前已經講過了一些，永遠還有更多例子可以舉出來。當你發現自己正在拖延時，就瀏覽以下這個思維錯誤的列表，看看是否有幫助。當你確定自己的思維錯誤時，這個列表將幫助你找出一個讓你繼續往前的方式。

實驗：如果你會因為以下思維偏誤而拖延，就在右欄打個勾。接著，想想有沒有一個你目前正在逃避的任務，就是其中一項思維偏誤造成的。試著去採取另一種更有幫助的想法。

思維偏誤	範例	我就是如此（請打✓）
「全或無」的極端思維／執著的思維／堅定的標準／完美主義	• 你需要整理房間但沒有動力。你寧可什麼也不做，也不願整理一兩樣東西。	□
	• 你認為每件事都要做得很好。如果你無法達到一個優秀的水平，你通常就會完全逃避它。	□
	• 你對自己所能完成的事設下了不切實際的目標。結果導致你徹底逃避所有的事，因為事情多到讓你不知所措。	□
負面預測	• 你認為只要去嘗試就會失敗。	□
	• 你不願意去詢問他人，因為你認為其他人一定不感興趣或者會拒絕（猜測他人心思）。	□
	• 你推遲了聽取用戶評價，因為你預期評價一定會是負面的／你不願讓客戶試用產品。	□
	• 你高估了任務的難度或不愉快的程度。	□
低估了自己的應對能力	• 你低估了自己應對的能力，認為你無法面對無聊、有壓力的、引起焦慮的任務。	□
當作有針對性的：你放大了任務對你個人而言的困難程度，而不去看任務本身是否困難，這也給了你藉口去合理化你的逃避行為。	• 你認為你解決不了某事的原因，是因為你太愚蠢才導致無法處理，而不是認為這件事本身具有挑戰性也需要慢慢學習。	□
	• 你認為自己是唯一一個遇到問題的人。	□

調整行為以克服逃避因應

想要徹底處理逃避問題，調整思維只是一半的方法而已。你必須將你的思維轉變與一些行為轉變相結合才行。你為減少逃避做的行為轉變越多，你在第一時間想要退縮的衝動就越少。換句話說，你的行為能夠影響你的想法和感受。結合了前面討論過的思維調整，本節中的策略將幫助你在逃避的習慣上做出重大改變。

處理你的「逃避等級」

在前面第五章有關反芻思考的內容裡，我們有提到過「想像暴露法」。現在讓我們看看另一種不同類型的曝光法。幾乎所有用於治療焦慮症的 CBT 版本都會包含所謂的「暴露等級」。這個概念很簡單。先列出所有你會因焦慮而逃避的情況和行為。接著，根據焦慮會引發你逃避的程度，在清單上的每一個項目旁寫下一個數字。數字範圍可以從零級（＝完全不會引起焦慮）到一百級（＝你認為馬上就會引發你的恐慌）。例如，在會議上試著與領域中的名人交談，你的逃避等級可能是八十級。

按照順序來排列你的清單，從等級最低排到最高。這麼做的目的是要建立一個列表，來看出每十級之內你的逃避行為有哪些。比如說，在你的焦慮量表上，二十級到三十級之間有哪些、三十級到四十級之間又有哪些，依此類推。有了這樣的了解，遇到事情時你就不會一下子變得過度焦慮。列表中記得省略那些即使會令你焦慮，但實際上並不重要的事情（像是去吃炸昆蟲）。

從列表中最低的等級開始，計畫你會如何處理每十級中的焦慮情境。可能的話，多去面對幾次你原本會逃避的那些情境，再去計畫下一個十級的處理方法。例如，如果你決定要去跟一個很兇的同事說話，那就多去交流幾次（可以跟這位很兇的同事多說幾次話，也可以找一些其他同事聊聊），接著再來處理下一個十級。

當你從列表上最低的等級開始做一些你本來會逃避的事情時，你就會慢慢有信心去做一些原本讓你更焦慮的事情。重要的是，在這個過程中你不能使用所謂的「安全行為」，像是，接近那位領域名人的時候穿著自己的幸運內褲，或是過度排練自己打算說的話。

心理學界普遍認為，前面所述的那種暴露法是減少焦慮問題的最有效方式。在臨床環境中，接觸暴露法的人往往會獲得最大的治療效果。甚至有一些研究結果顯示，僅僅進行暴露法練習，就可以達到和大量思維治療一樣的效果。因此如果想增進你的成果，就試試暴露法吧。如果你發現獨自進行太困難了，可以考慮尋求治療師的幫助。

嘗試一個克服逃避因應的三十天計畫

逃避的習慣並不是你在彈指之間就可以改變的。制定一個三十天計畫，逐漸轉變逃避行為，將對你很有幫助。如果你覺得三十天計畫看起來更吸引人或與你更有連結，可以使用這個方法來代替曝光法。

在這三十天裡，盡可能多抓住機會來減少你平時的逃避。如果你不知道從哪裡開始減少避免逃避，這種方法將會幫助你克服任何可能隨之而來的問題。在各種情境出現時，你只需要專注於如何採取行動，即使你不太確定哪些行動才是正確的。舉例來說，如果你看不懂那些將照片備份到雲端的選項，你可以詢問你最精通科技的朋友，看看他是怎麼做的，然後先按照他的方法來做，之後再隨時調整方法。

在克服逃避時，不要有那種「全或無」的極端想法。面對那些我們寧可不去處理的事情時，每個人都會只有一定程度的意志力而已。因此我們的目標是一步一步慢慢地解除你的逃避習慣。如果你有時又會掉入逃避的陷阱，這也是意料中的事。

下一步

當你逃避某些事情時，試著找出你需要採取的下一步行動，然後就去做。例如，如果你遇到一些法律問題，並且對此感到不知所措，那麼你需要採取的下一步行動就是寄信給律師朋友，並要求轉介。如果你的花園長滿了雜草，你需要採取的下一步行動就是找出園藝工具。如果你的智慧型手機出現問題，你需要採取的下一步行動就是先去備份。如果你要買新的筆記型電腦，你的下一步行動就是先決定你的預算。記得，你選擇的下一步不需要是大動作。一般來說，試著想想你在十五分鐘或更短的時間內能做些什麼。我一定要提到《搞定！》（*Getting Things Done*）這本工具書，這本書讓「找出下一步」這個概念變得更普及。我諮詢的患者大多認為這個概念很有幫助。

利用科技工具來克服逃避因應

有許多科技工具都可以幫助你克服逃避。雖然你可能不想花費大量時間來研究這些工具或進行設置，但使用有些工具可能真的會對你有幫助。以下是一些例子：

- 如果你經常花過多不必要的時間來考慮如何回覆電子郵件，試著回覆得快一些且短一些。註冊 Gmail 帳號，並開啟「取消寄信」的設定，讓你可以在三十秒收回你寄出的電子郵件。讓人驚訝的是，通常這三十秒就足以讓你發現自己信中忘記說的話，或想要用不同的詞語來表達重要的內容。

- 你可以使用瀏覽器中的一些外掛程式，來避免你花費過久的時間使用某些網站。例如，你可以使用這些外掛程式，限制自己每天只能使用 Facebook 半小時（推薦的應用軟體可以到 TheAnxietyToolkit.com/resources 查詢）。
- 如果你有經營自己的小生意，但不擅長保留業務費用的發票，你也可以使用一些應用程式來輔助，在程式中輸入你的信用卡帳號，在你小額消費時就會自動存入發票（細節可以再次參考 TheAnxietyToolkit.com/resources）。

試著找出兩到三個對你非常有幫助的應用程式，如果有的話。有很高的機率是真的會有！一旦你知道自己想要解決什麼問題，你就可以找到與你的需求最相符的應用程式。例如 Lifehacker.com 就是一個可以讓你找到所需應用程式的網站。

對你逃避的小任務展開突襲

沒有急迫性的任務通常讓人沒有意志力去執行，因此最後總是越積越多。舉例來說，你可能訂了一堆不想看的雜誌、擁有許多用不到卻需要收年費的信用卡，或其他應該要取消的服務。如果你有這些花不到十五分鐘就能解決的任務，你其實可以一次突襲其中的兩三個。想想你何時可能有時間和意志力來做這件事。安排一下你預計何時何地完成它，並確保你處理每件事所花的時間是符合實際需求的。此外，不要將很花時間的任務與可以快速處理完的事情混在一起。「突襲」指的是那些小事而已。突襲任務的另一種做法是，製作一份清單，然後每天快速完成一件小事（少於十五分鐘的任務）。嘗試找出哪種做法最適合你。

獎勵自己

在你完成了一項你一直在逃避的任務之後，讓自己花些時間放鬆一下，享受你的勞動成果。可能像是，某天晚上你清理完櫥櫃之後，就去沉浸在你最喜歡的影集之中，就這麼簡單而已。獲得獎勵的行為將更有可能持續下去。因此，透過獎勵自己，你接下來也更可能去解決其他一直以來逃避的任務。

選擇一些真正能鼓舞到你的獎勵。像那種會讓你之後感到後悔的超大包薯條，就不是一種獎勵。一般的心理學原理是，當獎勵與被獎勵的行為不謀而合時，獎勵的效果最好。也就是說，由於人們逃避的通常都是困難的事情，所以在處理完你一直逃避的事情之後，讓自己放鬆也是很合理的。

如果解決某件本來你在逃避的事，能讓你省下一筆錢，那麼你也可以允許自己把一些省下的錢花在另一個對你更有價值的地方。如果你取消了一個每年五十美元的訂閱，是你實際上沒有在使用的，那麼你可以讓自己去購買其他你一直想要的東西。這是一件自然而然的事，如果你在某一個方面花費較少，你在其他方面就會有更多錢可以運用，因此這個獎勵是十分適合的。

實踐縮小版本的任務

試著將一個你推遲許久的任務簡化，並去實踐這個簡單的版本，當作一個行為實驗。雖然有時需要你將任務內容去蕪存菁，但你要做的是壓縮這個任務內容，而不是使其變得更零散。讓這個任務的內容變得更適合你，符合你的需求、偏好，還有你可用的時間／金錢／精力／意志力。以下的例子能讓你更加了解我具體的意思。

完整的版本	簡單的版本	最簡單的版本
制定你完整的時間表。	制定每天之中一小部分的時間表，例如早上。	在每天下班前，安排隔天的一項任務。
重整你的廚房。	更換櫥櫃。	粉刷你的櫥櫃。
每天冥想二十分鐘。	每天正念散步三分鐘。	每天早上下床前進行一次正念呼吸。
記錄所有開銷。	記錄你最容易超支的部分，例如雜支。	記錄你每周去超市多少次。

要注意，我並不是說縮小版是比原版更好的選擇。只是有時原來的版本需要花很多意志力才能實踐。因此，要去找出與你的意志力相符的最佳選擇。製作一個與上方舉例相似的表格，引導自己去找出一定數量的替代方案，也可以避免你一下子面臨過多的選項。調整表格內容，讓它更符合你的需求。

正如我們在第四章中所討論的，若不去計畫何時何地完成某事，你可能就不會去實踐這件事了。如果連制定任務計畫都讓你想逃避，很有可能是你根本不想去完成這項任務。更有可能的是，你正嚥下一個非你能力所及的任務。因此，選擇一個較小的動作來執行，是你願意去計畫何時何地要執行的。

採用靈活的方法來減少拖延

拖延並不總是一件壞事。有時候，拖延的衝動是一種提示，讓你知道自己心理上需要休息一下，如此一來當你重新展開任務時，你就能重振精神並且更有效率。但是，如果你認為拖延已經對你造成問題，試試看以下的方法：

- 完成工作之後再休息，而不是工作開始之前先休息。
- 如果你要拖延，至少用拖延的時間去做一些有用的事情。如果你有兩件正在逃避的事，選其中一件較有吸引力的事來執行。回想一下高中或大學時期，你可能還記得，當你本該為考試而唸書時，整理房間突然變得更有吸引力了。

「反拖延」的策略使用了一段時間之後，很可能會突然失效。那麼你需要經常切換策略。例如，你可能會發現，每晚睡前先將一套乾淨的運動服放在車上，會讓你第二天更有可能去健身房。但是，這可能只有剛開始幾個月有用，接下來你就開始跳過健身的行程了。如果發生這種情況，就切換你的策略。也許你需要嘗試其他類型的運動。也許問題出在你的工作太忙，讓你沒有任何意志力可去健身房。如果是這樣的話，想要解決問題，你就需要減少在工作中消耗過多意志力。

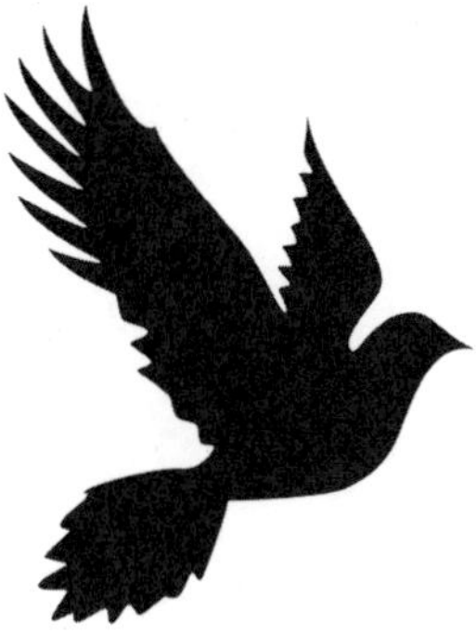

第三部分

下一步往哪裡走？

第九章

管理焦慮 VS. 過生活

透過本書的第一和第二部分，你一直專注於建立自己的焦慮工具包。本章將教你如何在未來幾個月內強化和提升你的技巧，而不會讓你覺得你好像成為了自己的全職心理醫生！

先進行以下的測驗，看看本章的內容會與你有什麼樣的關聯。選擇你認為最適合的答案。如果沒有答案是合適的，就選擇一個最接近的答案。

1. 你覺得將你焦慮工具包中的技巧融入日常生活中有多容易？

Ⓐ 就像要我每天都吃冰淇淋一樣簡單。我不會覺得負擔過重。

Ⓑ 感覺還可以，但我想再簡化它一些。

Ⓒ 感覺好像很艱難。

2. 為了繼續前進，你要處理自己最大的偏誤。你有多了解自己的思維偏誤？

Ⓐ 這很容易。我知道自己最常陷入的思維陷阱是哪些。

Ⓑ 我了解我常陷入的思維陷阱，但我還沒有去處理它們。

Ⓒ 我還沒想過。

3. 你是否能在當下就發現自己的思維錯誤，還是要很久之後才察覺？

Ⓐ 通常在事發當天就會發現。例如，我可能會在下班回家時意識到我白天時把別人的評論當作是針對我個人的。

Ⓑ 都有，有時候當下就發現，有時候要事發很久之後才會察覺。通常在思考錯誤發生的同一天。

Ⓒ 只有在閱讀焦慮相關資訊或與諮商師交談時，我才會發覺自己的思維錯誤。

4. 你有多清楚自己應該繼續處理哪些焦慮相關的行為模式？例如，逃避面對。

Ⓐ 這很容易，我知道前面講過的哪些行為模式是我最大的問題。

Ⓑ 我的清單太長了。我需要縮小範圍來釐清我最有問題的行為模式。

Ⓒ 天啊，我還沒想過。

5. 你的生活中是否有一些例行事項，是可以讓你的焦慮引擎冷卻下來，並且有助於防止它反應過度的？

Ⓐ 有，我從反芻思考的那一章節中，學到一些練習，並會做一些正念冥想。

Ⓑ 應該有。但這些例行事項有時有幫助，有時沒有。

Ⓒ 不，幾乎沒有。

6. 你能否持續執行這些冷卻焦慮引擎的例行事項？

Ⓐ 我能持續，這些例行事項就跟我每天都要刷牙一樣是標準程序。

Ⓑ 老實說，如果我很忙，我可能會開始跳過這些事。

Ⓒ 這些事項仍然讓我覺得太艱難了。

以下是你答案的解析。如果你的答案：

大部分是 A

你做得很好。看來你已經大致上想出如何將你的焦慮工具包技巧融入到你的日常生活中。在思考陷阱和行為陷阱上，你很清楚知道自己需要關注的是什麼。本章中最能讓你感興趣的可能是有關增強認知行為技巧的部分，而不是那些與焦慮直接相關的處理技巧。恭喜你努力到目前為止所獲得的成果。

大部分是 B

你幾乎處於良好狀態了。你一直在專注學習核心概念，但現在是時候整合和簡化了，找出哪些焦慮工具包中的技巧可以讓你繼續前進。本章將幫助你強力聚焦在你所處的狀態，以及當你繼續過生活時，哪些思維與行為陷阱是你最需要謹記在心的。

大部分是 C

當人們執行一個大項目時，比如大型居家裝潢或學習認知行為技巧，若所有事情相繼地發生，通常情況就會變得非常混亂和膠著。你還處在這種混亂的階段。沒有關係，本章將幫助你從這階段開始繼續往前，讓你的答案從大部分是 C，轉變為大部分是 A。

人們接受焦慮症治療的治療期通常持續三到六個月。之後，人們通常會嘗試自己使用他們學會的技巧。

如果你已經有一段時間都在集中精力處理你的焦慮，並且你也獲得一些觀念和進步，那麼可能是時候從這種集中精神的狀態中抽離並休息一下了。本章和之後的兩章，將幫助你在繼續練習焦慮工具包技巧和繼續過生活之間取得平衡。你可以持續專注察覺和面對你的思維錯誤，以及其他和焦慮相關的行為模式，但把這些關注都移動到背景之中即可。

將焦慮視作次要的關注焦點

以下是一些方法，讓你開始將焦慮轉為你生活中次要的關注焦點。

簡化你的關注

我們已經討論了許多不同類型的思維錯誤和行為陷阱。大多數人不時會察覺到一些錯誤和陷阱，但可能只有其中一些對你來說是最重要的問題。例如，負面預測（預期消極的結果）和「全或無」的極端思維，往往是人們最常見的兩種思維陷阱。試著從我們討論過的內容中，找出你最常發生的兩個思維錯誤和兩個與焦慮相關的行為陷阱。你列表中的行為模式可能包括了，過度賣力試圖緩解焦慮、在感到焦慮時逃避面對，或者在感覺不確定的時候，就要猶豫很久才採取行動。

當你感到高度焦慮或感到困難，並且正試圖找到前進的方向時，首先要看看你最常見的錯誤模式是否正在運作。試著提出其他更平衡的想法和做法。如果你前四種常見的錯誤似乎都沒有構成問題，那麼你可以更廣泛地看看我們已經討論過的其他陷阱，以了解可能正發生在你身上的狀況。

每周檢查一次

不要一直關注焦慮，而是嘗試安排每周一次的自我檢查。那些之前每周接受一次諮詢的患者們，通常會安排同樣的日期和時間，只不過不再是接受我的諮詢，而是與自己交流。你也可以這麼做。

選擇一個適合你每周進行一次自我諮詢的時間和地點。找一本筆記本（也可以使用手機上的筆記軟體），記下你每周諮詢時可能會想要處理的問題。到了諮詢時間，把這份清單當作你的討論事項。如果你周間發生很多問題，導致你的清單很長，那就選擇一或兩項最重要的來處理。

這個過程可以讓你花一點時間，去關注那些一周之中會引發你焦慮的所有問題，可能你沒有機會在事發當下就去處理，或是你嘗試處理了卻不見成效。如果一周內你曾陷入一些行為陷阱，像是過度賣力或是逃避因應，也要記得記錄下來。

針對每一個問題，翻閱本書中最相關的章節，並嘗試從該章節裡找出解決方案。例如，如果你發現自己正在為某個問題反芻思考著，卻沒有去採取解決問題的行動（意思是你沒有從「思考問題」轉向「採取行動」），那麼你就可以先嘗試理出問題的頭緒，想出能夠處理問題最好的三到六個方法，接著選擇其中一個方法，並計畫你打算何時何地實行這個解決方案。

計畫、嗜好和運動

現在正是時候，你該開始將自己的關注焦點轉向新的計畫、嗜好和興趣。

有沒有哪件事是你因為焦慮而一直推遲，並且你很想要在接下來的幾個月專注去做的？可以是約會、每周與朋友聚餐、開始一項投資計畫，或尋找比現在的工作更適合你的職業。

現在也是考慮動起來的時候了。運動能自然而然地抗憂鬱和抗焦慮。我不想在這裡細說這一點，因為運動的重要性大家都已經聽過一百萬次了。然而，如果不把運動當作一種焦慮的解藥，那就是我的疏忽了。對很多人來說，著重於運動能為心理健康帶來的好處，會比著重於身體健康更讓他們願意去運動。為什麼呢？因為只要去運動，你或多或少都能獲得心理健康方面的益處，但身體上的益處，卻可能要到很久之後才會有所收穫。

焦慮的人有時遲遲不去制定運動計畫的原因是：這些不喜歡未知感的焦慮者，有時會因為混亂的資訊而停頓下來，他們不確定到底該做多少運動，也不確定運動的強度應該要多大。最基本的原則是：盡可能將運動融入生活。只要你在做的運動是安全的、對你的健康有幫助的，有運動永遠比什麼都不做來得好。

練習正念冥想

正念冥想或許只是一種緩慢的呼吸習慣，卻能幫助許多人控制焦慮。作法可以非常簡單，在你下床前做一次緩慢的呼吸、當你發現自己焦慮感飆升時做四到六次緩慢的呼吸，或者每天做三分鐘反芻思考章節中提到的任何一種正念冥想方法。當你對自己的正念冥想或例行運動感到有點厭倦時，就修改一下方法。

用適合自己性情的方式生活

在前面第二章中，我們討論過每個人都有不同的特質，例如每個人偏好的社交頻率都有所不同，每個人能適應變化時需要耗費的心力也不同。當你用與自己的天性契合的方式來建立生活習慣和環境，你就可以感受到自己處於平衡狀態。這將能幫助你防止自己經常被焦慮困擾。透過以適合自己性情的方式安排生活，你就會有時間去處理那些生活中讓你感到焦慮的事情，並且平靜下來。你可以在以下方面用適合自己性情的方式安排生活：

- 生活中要有適當的忙碌。例如，有足夠的下班生活或週末活動，能為你平靜地注入活力，但不會過度刺激和讓你感到混亂。請注意，如果刺激太少（比如說，沒有什麼你感到期待的活動），跟過度刺激一樣都會產生問題。
- 選擇適合你體力水平的活動。讓你的身體活動處在合適的水平上可以是一件簡單的事，例如離開座位並定期散步以保持自己的平靜和活力。提東西（例如背著購物袋爬樓梯）也可以增加活力和能量。做一些會讓你感到愉快的事以及保持足夠的身體活動，能幫助你免於受到憂鬱的侵擾。

- 在你的生活中保持適當的社交聯繫，並安排一些例行行程，好讓社交活動變成一項讓你自動自發會去做的事。例如，星期五下班後與朋友一起喝酒，或和姊妹一起參加每周課程。適當的社交聯繫也包括了要制定一些適當的機制以避免過多的打擾，例如說，訂好辦公時間，而不是隨意安排社交行程。
- 在生活中維持變化和習慣之間的平衡。像是，選擇放假是要去一個新地方度假，還是要回去某個你知道自己喜歡的地方。變化和習慣之間的恰當平衡，應該要取決於你的天性，以及你對這兩者的感受。
- 給自己適度的心理空間去做一些事情，像是給自己足夠的時間去考慮要不要開始做某件事，但不是考慮得久到變成一種逃避。
- 如果應對人事物的變化會耗費你大量的精力，那麼要對自己有耐心，尤其是如果你會因為慣例或計畫被改變或打斷而感到激動，更應該如此。就像第二章所說的，當你在某一個領域中探索變化時，記得要在另外一個領域中保留一些習慣和穩定關係。

- 了解哪些類型的壓力讓你感到最難處理。在沒有找出替代方案之前，不要主動讓自己去承受這些壓力。比如說，如果你想要一棟新房子，但你知道若有太多細節要決定，你就會壓力很大，那麼你就可以選擇購買已落成的房子，而不是買地自己蓋房。如果你知道居家裝修的細節也會激起你的焦慮感，那麼你可以選擇搬到全新或是最近翻新的房子，而不是在你現居的屋子裡做任何重大的改裝或買下屋況不佳的房子。有限度地去避免一些狀況是非常有幫助的，別讓自己面對那些會讓你精疲力盡的壓力類型。

向外接觸

當你已經內省了好一段時間，就可以花些時間轉向外在世界，關注一下你與他人之間的關係。當你在自己身上投入了許多努力，有時很容易忘記別人的情感需求。像是，如果你有配偶或伴侶（或孩子），對方現在的情緒需求會是什麼呢？又需要你給予什麼樣的情感照料和鼓勵？我不一定是指任何那些很嚴重的事，或許只是你已經不再有每天給對方早安吻和道別吻的習慣，也可能你的配偶跟你一樣有一些思維錯誤，那麼你們可以一起努力。

如果你有配偶或伴侶，問問對方現在和接下來幾個月需要什麼樣的照料和鼓勵。如果沒有得到明確的答案，那就試著注重自己每天向對方道別和打招呼的方式。對大多數伴侶來說，道別和打招呼時應該包括一些肢體接觸，這對你與對方的關係和你的焦慮水平都很有幫助。另外，也要確保你在下班後重新見到你愛的人時，所說的第一句話是正向的，而不是一些抱怨、還要確保你在一天結束後重新團聚時對你所愛的人說的第一件事是積極的而不是抱怨、牢騷或一連串頤指氣使（這些都是很容易掉入的陷阱！）。

如果你單身，或者你比較想要多關注與朋友或家人間的關係，那麼你可以問問自己，這些與你有著密切關係的人們，現在會需要哪些照料和鼓勵。

學習曲線

此時你可能會認為，察覺自己的思維錯誤並使之平衡是一件超級困難的事，也想要知道這一切是否會越來越容易做到。好消息是，答案是肯定的，會變容易的。練習越多，就越能自然而然地察覺自己的思維偏誤。當人們首次嘗試修正自己的思維錯誤時，往往會發現焦慮症狀很快就獲得改善，而過了一段時間之後，你則會再看到另一種不同類型的改善，那就是修正那些會引發焦慮的思維錯誤，對你來說變得越來越不費力了。

就我個人而言，目前我一點也不覺得這些事很費力。我仍然有那些會導致焦慮的想法，但現在它們就彷彿是拼錯字而已，而我有已經有了一個會自動修正的內建機制。修正那些導致焦慮的想法，已經變得跟第一時間感到焦慮一樣是一種本能了。當你也達到這個階段時，你會發現自己更能夠輕鬆應對事件和壓力，也會注意到你自然而然地感到更加（但不完全）成熟和放鬆。我仍然是一個喜歡事先做好準備的人，並且也隨時留意著潛在問題，但我現在也有許多「禪」的時刻。

透過持續關注你的思維錯誤和逃避模式，你也可以達到這樣的階段。但是，你不需要無時無刻注意自己是否出現思維錯誤，而是只有當你感到沮喪、焦慮、不知所措或者被困住時才去尋找它們。將你所遇到的困難或痛苦當作一個提示，問問自己是不是你最重大的思維錯誤正在作祟。

事後或事發當下

如果你到目前為止只花了幾個月的時間來研究你的

思維錯誤，那麼你可能仍然處於事隔許久才注意到錯誤的階段。繼續努力下去，你就會發現，有時候你也可以在事發當下或者剛發生沒多久之後就發現自己的思維錯誤。比如說，你可能注意到，你對於白天發生的事情感到苦惱，到了晚上你就意識到自己一直在揣測別人的心思：不斷假定對方的想法，但其實你根本不知道對方是否真是如此。

兩種情況可能會交錯出現，有時候你很快就發現了自己的思維錯誤，有時候則是左思右想了好幾個月，甚至是好幾年後才注意到，或許是你得到了一些新資訊或證據，然後才意識到你一直在堅持某個扭曲的想法。

舉例來說，我最近遇到的情況是，我暗自認為我的一位老師會對我的職涯成果感到失望，因為我沒有繼續留在學術領域。然而出乎意料的是，我聽說實際上我的老師對我的成就感到印象深刻。這個新的訊息修正了我長久以來的揣測。無論你有多麼擅長發覺自己的思維錯誤，有時候你還是會被它們牽著鼻子走。那就放寬心接受「遲來總比沒有好」的事實吧！你越是專注於那些經常造成你焦慮的思維錯誤，就越能夠快速地發現它們。

同樣的策略也可以幫助你擺脫最棘手的行為陷阱。就像你的思維錯誤一樣，將焦慮、受困和不知所措的感受當作提示，問問自己是不是你最常見的行為陷阱正在作崇。

當你發現自己陷入了最常見的行為陷阱時，要確保你有一個替代的行動方案。例如，如果你設定了一個過高的目標，結果你感到不知所措因而停頓下來了，那麼你的替代行動就是將這個目標下修到不會再使你感到不知所措的程度，適時地讓自己從行為陷阱中脫困。若沒有辦法，就將這件事新增到你每周的自我檢查事項上，慢慢地處理。

別把管理焦慮當成一件隨時待命的工作

如果你正在想的是「我不想要一輩子都在處理焦慮」，那麼你的想法是正確的。你可以使用一些不同的方法來持續提升你的焦慮工具包技巧，但不必擔心管理焦慮會變成你的第二份（或第三份）全職工作。

我們已經討論過這種方法：簡化出哪些思維偏誤是你每日關注的重點，然後每周自我檢查一次，以解決你當時無法成功調整的陷阱。第二種方法，則是在你的日曆上預設一個時間，時間到了就回頭重新閱讀你在本書中獲得的所有材料。可以暫時把這本書放在一邊，繼續過你的生活，然後六個月後拿起來重讀，到時你會發現自己已經是一個中階程度的自我行為認知學家，而不再是一個初學者了。到了那時候，你也會發現自己與這些材料有了不同的連結，因為你對這些概念早有基本的熟悉程度。

第三種方法，會吸引那些喜歡思索自己的想法的人，還有喜歡自我反省的人。其實每一個人多少都會犯一些思維錯誤，但這些錯誤並不一定都會引發焦慮。如果你希望進一步提升你的認知行為 IQ，你可能希望能夠覺察出自己是何時以及如何陷入這些思考陷阱的。如果你選擇要這麼做，我已經整理了一份包含五十個常見思維錯誤的清單放在網站上（可以參考 TheAnxietyToolkit.com/resources）。

有些人會覺得現階段要去學習更多關於思維偏誤的知識，對他們來說是不堪負荷的。另一些人則想要轉移自己對焦慮的關注，並且在發現原來思維錯誤是一種很正常、很常見的現象之後，便感到鬆了一口氣。透過了解其他常見的思維偏誤，你可以持續增進你對於認知行為心理的理解，而不用隨時隨地把焦慮當作關注焦點。更加全面地提升覺察思維錯誤的能力，能夠幫助你更容易找出自己焦慮的模式。

下一章中，我們會進一步排除一些會阻礙你降低焦慮的「故障」。大家通常不會意識到正是這些問題妨礙了他們的進步，因此我接下來就要為你指出這些問題。

第十章
容易絆住人們的地方

本章延續了前一章的主題：你已經有了一個足以應對焦慮的技巧工具包，並且正在進入強化技巧的階段。現在，我們將轉而關注在這段期間中可能會絆倒你的一些常見問題，而這些問題可能是你沒有意識到的。當你可以辨識出這些問題時，你就能避免它們，並朝著「低焦慮」的生活繼續邁進。

先進行以下的測驗，看看本章的內容會與你有什麼樣的關聯。選擇你認為最適合的答案。如果沒有答案是合適的，就選擇一個最接近的答案。

1. 你的生活方式是否平衡？

Ⓐ 我每天都會有一些自我恢復的時間，即使只是十分鐘什麼也不做而已。

Ⓑ 我目前有一些壓力的瓶頸需要疏通一下。

Ⓒ 我的生活十分不平衡，光是聽到「平衡」兩個字，就讓我壓力很大。

2. 你是否仍然高度自我批判？

Ⓐ 不會，我會經常給予自己包容。

Ⓑ 我現在比較能夠給予自己包容了，但有時仍然會用糾察隊的眼光檢視自己。

Ⓒ 我覺得我還是很會自我批判，但大多數時候我都沒注意到自己正在這麼做。

3. 你有多了解「反芻思考／擔憂」和「解決問題」之間的區別？

Ⓐ 像水晶一樣透澈地了解。

Ⓑ 大致上清楚，但解決問題時偶爾還是會犯反芻思考和擔憂的錯誤。

Ⓒ 我仍然花費大量的時間在思考問題，卻無法將思考真正轉化為有效的行動方式。

4. 當你正在經歷壓力或焦慮，並且和別人聊起這類的話題時，你是否會替自己設下一些界線？

Ⓐ 和別人聊起壓力和焦慮時，我只會去討論那些

對實際情況有幫助的部分。

Ⓑ 我沒辦法明智地選擇何時該談論跟壓力有關的話題。

Ⓒ 有時候我的思緒全都被壓力和焦慮占據了，導致我一直不斷地在討論它們。

5. 你花了多少時間試圖改變別人？

Ⓐ 只花了一些時間在有用的地方上。

Ⓑ 可能比真正有用的時間再多一點。

Ⓒ 我一直想著要改變別人。結果對所有人來說，這都是一個徒勞無功的，但我還是一直陷入這個陷阱裡，不斷做著相同的事情，卻期待會有不同的結果。

6. 對恐慌發作的恐懼感是否會妨礙你享受生活？

Ⓐ 不會。

Ⓑ 不太會，但我還是有些擔心當恐慌發作時我該如何應對。

Ⓒ 會，也會因為擔心恐慌發作就選擇不去做某些事。

以下是你答案的解析。如果你的答案：

大部分是 A

你做得很好，已經不太會被一些常見的陷阱絆倒，這些陷阱通常會影響其他人，並持續使他們感到焦慮，但你不會如此。透過閱讀本章，你還是可以獲得一些新的見解，讓你可以更加進步。

大部分是 B

就算已經照著焦慮工具包內的技巧去做了，還是有一些陷阱讓你的焦慮持續存在。你的答案顯示了你目前還有一些掉入陷阱的風險。閱讀本章將讓你分辨出自己最容易受到哪些陷阱的影響，並且找到解決方法。

大部分是 C

儘管在學習認知行為技巧上，你已經付出了很大的努力，你眼前仍有一些會導致焦慮持續存在的「絆腳石」。仔細閱讀本章中的資訊來避免這些陷阱，並幫助你將答案由大部分是 C，轉變為大部分是 A。

通往成功的道路並不一定總是平坦的。你會遇到岩石和坑洞，但這些挑戰並非無法克服的，你只需要繞過它們就好。面對生活中的焦慮也是如此。總會有一些地方，是人們容易被絆倒的。了解這些陷阱，你就能避免它們。如果你在閱讀本章時，發現自己常常想著「對！我就是那樣」，請記得我說過的，這些都是常見的陷阱，所以不要對自己太過苛刻。

生活方式不平衡

我見過許多焦慮的人都很容易把責任往自己身上攬。他們不喜歡讓任何人失望，也通常努力避免衝突或避免讓其他人對他們不滿。他們往往對自己的表現有著很高的標準。這一切行為最後會組合為什麼樣的結果呢？那就是，他們讓自己承擔得太多了。

其實在內心深處，很多人都知道自己需要改變哪些生活方式來減輕壓力。可能是你需要辭去一個每周都工作超過四十小時的工作，因為你的老闆不斷地挑戰你的界線，想從你身上壓榨出更多成果。你們可能會進行一次尷尬的對話，過程中，對方試圖讓你陷入愧疚感，好讓你最終同意繼續承擔額外的職務和責任。也有可能是你需要去挑戰你原本無法容忍的那些不確定性，並放手將一些工作外包出去。或者，對於一些容易焦慮的人來說，假如你手頭上並非一直有大量的工作，那你需要去學習的可能就是調整那種認為自己沒有價值的想法。

每個人都需要時間來處理並從日常的壓力中恢復過來。作為容易焦慮的人，我們更需要去空出這段恢復時間，以處理那些引發焦慮的事件，並慢慢把事情做好。如果你將工作／任務塞得太滿，那麼理所當然會引發的焦慮感，就不是你個人的錯誤警報，而是一個真正的警報，提醒你需要做出改變了。

改變生活方式經常會大大地影響人們應對壓力的心態和方法。如果你的問題根源是時間安排，那麼就算你改變心態，效果也是有限的。在我諮詢的患者身上，我一次又一次地觀察到這樣的模式：如果他們的生活過於忙碌，減少行程之後，他們就會發現要做出更好的選擇變得容易多了。

改變生活方式的其中一個障礙通常是社會比較。在尋找適合自己的時間安排方式時，別拿自己與他人做比較（你還是可以比較，但一點幫助也沒有）。對別人來說易於管理和平衡的時間安排方式，不一定就會適合你。

實驗：若要改變你的感受，就要同時做出外在的改變，例如改變你運用時間的方式，也要改變你的內在，例如你的思維。你認為若要在你的生活中安排一段恢復時間，你有哪些心理障礙需要克服？

持續自我批判

如果有任何一種焦慮習慣似乎特別難打破，那一定是自我批判，但這是一個你絕對需要去打破的習慣。當你使用自我慈悲而不是自我批判去應對那些未按計畫進行的事情時，你會發現自己能做出更好的選擇。對自己寬容一些會創造出心靈空間，好讓你在其中可以更清楚地思考需要解決的問題，並且帶給你信心，讓你相信自己已經擁有能夠解決問題的能力。

實驗：克莉絲汀·聶夫（Kristin Neff）博士是自我慈悲議題的權威之一，她慷慨地為大家提供了自我慈悲的測驗，可以到她的網站上進行測試。試試這個簡短的測驗。測驗將自動計分，並且讓你知道你的自我慈悲是否仍有加強空間。

如果你自我慈悲的分數很低，將分數記在你的月曆上，每隔一段時間就重新進行一次測驗。可以選擇每個月或每三個月的時間間隔。如果你想要更專業一點，也可以將你的分數繪製成圖表，並確保圖表中的數字朝著積極的方向前進。

克莉絲汀的網站（self-compassion.org）和她的著作《自我慈悲》（*Self-Compassion*）中，都包括了一些增加自我包容的練習建議。其中有一些主題，像是正念，你已經透過本書熟悉了。如果你需要提高自我慈悲，可以試試她的網站和書中的練習，再配合我第五章中提到的一些方法。自我慈悲現在是心理學的一個熱門議題，因此你也可以在網路上搜尋一些其他你感興趣的練習。

小提醒：第一次認識並進行自我慈悲的練習時，你可能會覺得其中的某些方式聽起來有點「玄」或沒什麼科學根據。如果你找到的練習並不吸引你，那就再找一些你更喜歡的方式。

允許自己無止盡地蒐集資訊、反芻思考和擔憂

「允許自己反芻思考和擔憂」這句話乍聽之下似乎有點奇怪，畢竟誰會想要任憑自己不斷地的反芻思考和擔憂呢？但是，請記得，反芻思考和擔憂經常偽裝成別的模樣，讓你以為自己正準備採取行動或要去處理未來可能出現的問題。

人們經常允許自己無止盡地思考著自己接下來要如何採取行動、為什麼沒有採取行動、為什麼別人要那樣做，或者思考著某個決定、問題或可能發生的問題。正如我們討論過的，要解決問題就應該要具體地定義問題的所在，想出一個簡短的清單，包含幾個能使你繼續前進的最佳方案，選擇其中一些做法，並決定何時何地要去實施這個解決方案。

如果你正在進行某一些類型的思考，也自顧自地將正在做的思考認定為「解決問題」和「計畫行動」，那麼就要去質疑是否真是如此。長期停留在只有思考的模式，就跟長期吃垃圾食物一樣，會有一小段時間覺得很自在，但長遠地看來，你就會離自己想要的結果越來越遠。

分辨出有用的思考與無用的思考之間的差異，可說是一門藝術而不是科學。比如說，我有許多很棒的想法，都是在出門散步的時間想出來的，我表面上看起來像是暫時離開工作去休息一下，但我允許自己的思緒在休息時間短暫回到工作上。然而，也有些時候，我讓思緒回到工作上卻毫無幫助，像是開車回家的時候，腦海中還想著各種選擇和談話內容。

實驗：對你來說，哪些時候你讓自己的思緒漫遊能夠增加生產力？哪些時候不能？兩種各舉出至少一個例子。

自我改進成癮俱樂部

以下這點不見得適用於所有人，但對於受這個陷阱影響的人來說還是值得一提。

如果你不斷地閱讀自我改進的相關資訊，那你可能會需要會自己設下一些界線。閱讀新的自我改進素材可能是某些人的支柱。也就是說，你一直在試圖找到某些資訊拼圖中缺失的一角，能夠神奇地解決你的自我困惑，並讓採取行動變得比從前更加容易、更加有確定感。若是這樣，你得確保自己能將最重要的觀念轉化為行動，而不是一直不斷地閱讀更多的新東西。

實驗：如果你成了光「讀」不練的自我改進成癮俱樂部高階會員，試著休息一下，不要再閱讀新的自我改進素材。例如，你可以決定：「我接下來的兩個星期都不要再讀任何新的自我改進素材」，並看看結果會如何。

最大的問題並非嘗試新類型的自我改進，而不斷閱讀，想要獲得新觀念，卻沒有採取多少行動，或者沒有去考慮哪些重要的觀念是你需要應用的。停止閱讀新資訊的兩周內，在你的生活中實踐一種你之前閱讀過的行為策略。先列出三到六個選項，然後現在就選出其中一個策略。接著計畫你何時何地要實踐你所選擇的策略。

一直談論壓力或焦慮

如果你正因為某個持續進行中的溝通而備感壓力，試著為這些溝通設下一些限制。這個建議特別適用於像是計畫婚禮這種情況。舉一個例子：我的一位患者正在進行法律訴訟，訴訟的問題也影響了她的左鄰右舍。她花了很多時間來向那些與她有相同情況的鄰居報告訴訟的最新進度，然後與他們討論她聽到的資訊或她與丈夫討論過的所有細節。問題是，這麼做也讓她生活一團糟。實際上，她不需要對當地和社區的消息進行這麼多持續的監控。她的律師經常會根據目前的情況與她進行溝通，並且根據需要提供更多資訊。為潛在（也有可能永遠不會發生）的問題做無止盡的心理準備，也意味著她不相信自己有能力在必要時做出適當判斷。但我的這位患者，明明很有能力在問題時發生做出適當的應變。

當你與別人談論有壓力的計畫和情況時，可以用一些很簡單的方式設下界線，像是到等到一天結束時再互相更新資訊，而不是白天就傳很多訊息或寄電子郵件。在某些情況下，每周和你的配偶或伴侶進行一次預先約定好的談話來溝通特定的主題，比每天不斷討論更有效。

有限度地談論自己的焦慮也是比較好的，別像天氣預報那樣每日更新自己的焦慮狀態。你若不斷講述你的焦慮和所有讓你感到有壓力的事情，朋友和親近的人們也會感到疲勞。

實驗：與其他人談論某項特定主題的時候，你需要設下怎麼樣的界線？

替別人承擔太多責任

回到過度承擔責任的問題：焦慮的人有時會花費太多時間和精力來幫助其他人改變。注意一下你是不是為了逃避關注自己和自己的目標才這麼做。畢竟，把焦點轉移到別人能改變的事情上，比面對自己並處理內心問題還要容易許多。另一個可能使焦慮的人陷入這個陷阱的因素是，他們往往會過度堅持某些做法，卻不考量這是否有用。你會在某種情況中試了又試，但其實放棄是一個更好的選擇。

實驗：你是否有試圖改變某個人卻沒有用？你是否不斷嘗試相同的事物卻期待有不同的結果？當你不再試圖改變他人時，事情會變成怎麼樣呢？例如，在某些情況下你會像某個人抱怨他或她的舉動，對此，你還可以怎麼做呢？

害怕恐慌發作

首先，如果你之前從來沒有恐慌發作，不必認為你之後可能會發作。以下的技巧是提供給那些過去曾經遭遇過恐慌發作的人，他們都希望自己更能夠掌握和處理恐慌。

恐慌發作是既短暫又尖銳的，往往會在十到二十分鐘內達到最高峰（儘管某些症狀可持續一小時或更長的時間）。我們的身體構造讓這些高度焦慮的反應僅能持續一個較短的時間。在人類史上，可沒有任何人的焦慮系統是永遠處於恐慌發作模式的。這在生理上是不可能的。人類的神經系統中有一部分可以激發恐慌反應，而另一部分可以阻止這種反應。這些反應有升必有降。

實際上，你不需要做任何事情來停止恐慌發作。你可以去做任何事情、什麼都不做或做一些完全錯誤的事情，恐慌無論如何都會自行停止。本節中的建議，是要幫助你感覺到自己有更充分的準備，但就算你完全忘了所學過的技巧，而且恐慌發作時你手邊正好沒有這本書，你最終也會沒事的。恐慌反應被觸發時，你的身體會知道要如何自我重置的，記得這一點，你就會覺得安心一些。

如果你發現自己彷彿一個驚慌失措的焦慮未爆彈，你的首要策略應該是生理方面的。別再想著你的那些思維錯誤。當你的恐慌模式真的被激發，先從鑽牛角尖中抽離。根據人類的演化，當感到恐慌時，你會處於反應狀態，而不是思考狀態。你的焦慮系統會展開緊急自我防衛，進入戰鬥、逃跑或僵化模式，而你則想要從中恢復過來。

以下是一些你可以嘗試的策略：

- **緩慢呼吸**。當你感到恐慌時，你可以練習這麼做以感到舒緩。做法請參考第四章。
- **肢體接觸**。透過摩擦／撫摸你的手臂（皮膚，而不是隔著你的衣服）或者請某人給你一個長長的擁抱，來獲得一些催產素的釋放。
- **溫度**。打斷你的神經系統並讓身體感覺更平靜（能放慢並鎮定你的思緒）的好方法，就是改變你的體溫。你可以選擇要冰的或熱的，只要適合你就好。例如，泡澡或淋浴來加溫，或是敲碎一些冰塊或喝些碎冰來降溫。

降溫的一個更極端的方式是將你的臉放入一盆冰水之中（自來水＋一些冰塊）。這個方法來自辯證行為療法（DBT），這是由瑪莎・林納涵博士（Dr. Marsha Linehan）開發的一種療法。如果你想使用這種將臉放入冰水裡的方法，可以上網搜尋「DBT 潛水反射」（dive reflex），你會找到一些不同版本的說明和一些可以嘗試的變化做法。當你浸沒在冷水中，你的身體會需要保存能量，這種做法的目的正是要激發出這種效果。因為在這種情況下，你的身體反射性會做的事情之一就是，調降那些正在消耗大量能量的系統，例如……你猜對了，就是焦慮系統。

注意，患有任何心臟病史或心臟病風險的人，或者因飲食失調而心臟較脆弱的人，不推薦使用這種潛水反射法。也不要只照著我在這裡的簡短描述去做，要去查看一些更詳細的說明和警告，並在嘗試之前諮詢你的醫生。如果你手邊沒有冰塊，也可以試試看拿出冰箱冷藏室裡一些冷凍的東西，然後將它放在臉上幾秒鐘，再重複幾次。要將冷凍的東西用一層薄的布料包裹起來，例如舊 T 恤或薄毛巾。

- **DBT 痛苦耐受度技巧（distress tolerance skills）**。還

有一些其他很好的方法可以解決極端的焦慮問題，這些方法也來自辯證行為療法。DBT 可說是認知行為治療（CBT）的近親，因為這兩種方法之間存在一些相似與相異之處。DBT 最初被設計來治療患有邊緣性人格障礙的病人，這類的患者會非常強烈地感受到情緒勝過其他事物。因此，如果你在網路上搜尋「DBT 痛苦耐受度」，你會找到大量的建議，幫助你渡過非常極端的情緒。

- **活動**。燃燒一些多餘的能量通常可以幫助你在感到非常痛苦時變得更加平靜，例如，可以試著跳上孩子們的跳跳床。
- **「牛奶、牛奶、牛奶」法（the milk, milk, milk technique）**。這種方法最早出現在一百年前，但現在因為被納為另外一種治療法的一部分而變得普及，這種治療法稱為「接納與承諾療法」（acceptance and commitment therapy），又通常被稱為 ACT（意同「行動」，而不僅是三個英文字首的縮寫）。這種療法最初由史蒂芬．海斯（Steven Hayes）博士開發，並且已經被廣泛地研究。與辯證行為療法一樣，ACT 也可以被認為是認知行為治療的近親。這兩種方法之間也存在著重要的差異與相似之處。

「牛奶、牛奶、牛奶」法，就是從你正在反覆思考的事情中取出一個觸發詞，例如分手、孤獨、不知所措、愚蠢，並且用最快的速度重複這個詞三十秒到兩分鐘。這種方法被稱為「牛奶、牛奶、牛奶」法，是因為當人們與治療師一起練習時，所使用的練習詞就是「牛奶」。

這種方法是如何發揮作用的？當你一遍又一遍地將自己暴露在會觸發痛苦的任何一個詞彙時，這個詞就會開始失去它觸發痛苦回憶的力量，變成一個單純的聲音而已。

- **尋求陪伴。**如果你正恐慌發作，並且之前從未發作過，你可以在恐慌自行消退的同時找個人陪伴你，打電話、Skype 聯絡或見面。就算你是獨自一人，你也能度過恐慌，但如果這是你第一次恐慌發作，有個人陪伴你，會讓你感覺更安心。你找來的這個人盡量不要是你的前男友或前女友，重新拿起這顆燙手山芋可能會讓之後的事情變得更複雜。

關於恐慌發作的最後一點說明：一次或幾次的恐慌發作並不表示接下來你會一直發作。我知道很多人每五到十年左右就會發生一次這樣的情況。恐慌發作是一件痛苦的事，但若你一直去擔心還會再次發作，那才是最痛苦的。注意，這個小節的標題是「害怕恐慌發作」。比起恐慌真的發作，害怕恐慌發作更是導致人們陷入持續焦慮的常見原因。

如果你正好患有恐慌症，也就是你經常恐慌發作，那麼務必諮詢專門治療恐慌症的認知行為治療師，他們會運用專門設計來治療恐慌發作的療程，治癒率也非常高。你的療程應該會包含一種稱為「內在體感暴露」（interoceptive exposure）的治療，包含這種方法的恐慌症療程是最有效的。你也可以上網免費嘗試「內在體感暴露」的自助版本。

如果你的恐慌發作與毒品或酒精有關，那麼你更應該尋求專業的幫助，因為你的判斷力將受到損害，並且藥物引發的恐慌比一般的恐慌更難以預測。

第十一章

喜歡自己的天性 VS. 忍受自己的天性

我們的最後一步，是要從容忍自己的天性走往喜歡自己的天性。一路走來，到了最後的章節，你做得很好。

先進行以下的測驗，看看本章的內容會與你有什麼樣的關聯。選擇你認為最適合的答案。如果沒有答案是合適的，就選擇一個最接近的答案。

1. 你對你的核心自我有著怎麼樣的喜歡？

Ⓐ 我對自我感到平靜和滿足。

Ⓑ 有些時候我覺得我是個還可以的人，但這種感受時有時無。

Ⓒ 我經常與「不喜歡自己」的感受扭打著。

2. 你是否能認識自己不那麼容易焦慮的一面？

Ⓐ 雖然我是一個很容易焦慮的人，但我知道自己也有具備信心和自我肯定的時刻。

Ⓑ 我往往關注自己很焦慮的那一面，而忽略了自己不焦慮的那些時刻。

Ⓒ 我對自己的認知是我幾乎從來不具備信心、自我肯定和樂觀。

3. 你是否清楚自己有哪些優勢？

Ⓐ 我現在可以滔滔不絕地說出一長串。

Ⓑ 嗯，也許吧，我可以說出一兩個特別的優勢，但之後就想不出來了。

Ⓒ 我花了很多時間思考自己的弱點，沒有想過自己的優勢。

4. 你的思緒中是否仍潛伏著固定心態，相信自己無法提升那些你認為成功必備的重要技能？

Ⓐ 不，我已經準備萬全了。

Ⓑ 我仍然會低估自己的能力，覺得自己沒辦法善用某些長處和才能。

Ⓒ 還有許多我認為成功必備的技能，是我確信自

己不可能學成的。

5. 你的周遭是否有人能鼓勵你接受自己，並幫助你對自己的天性保持正面的態度？

Ⓐ 有。

Ⓑ 有一兩個人，但我希望有更多。

Ⓒ 沒有。

6. 你的周遭是否有人會在你猶豫的時候鼓勵你採取行動？

Ⓐ 有。

Ⓑ 可能有一個吧。

Ⓒ 沒有。

以下是你答案的解析。如果你的答案：

大部分是 A

在自我接受和對具備自信這方面，你做得很好。你的周遭也有人幫助你了解自己的長處。你能夠理解自己天性中的成分並非固定不變的，例如，你可以理解自己有時候有自信，有時候會感到焦慮，你並不會以「全或無」的極端方式看待自己。

大部分是 B

你大致上對自己的天性保持正面態度，但你仍處於飄忽不定的狀態。你的自我肯定可能會隨著你的心情和生活中發生的事而起伏不定。本章將幫助你培養出清楚了解自己核心優勢的能力。

大部分是 C

你對自己的負面觀點仍然是你所面臨的一個重大挑戰，這會妨礙你減少焦慮。你也可能還有一些更嚴重的負面性格信念，像是「我無能」、「我不配」或「我很弱」。本章將幫助你強化正面的信念。

當患者完成了常規療程後，他們通常會處於一個更能容忍和接受焦慮的階段。他們能成功地與自己的焦慮天性共處，而不會再有那麼多戲劇化的情緒。然而，他們往往還是會覺得自己的焦慮傾向是種負擔或弱點。說他們已經「喜歡上」自己基本的天性，還有點牽強。

喜歡你自己是很重要的。只要你不是什麼罪大惡極的連續殺人犯，就沒有必要終日活在自我厭惡的痛苦情緒中（是的，就算你有缺點也一樣）。這一章提供了你一些方向，讓你能繼續踏上旅途，往真正喜歡上自己的天性邁進，而不再是勉強容忍自己。

注意自己沒有焦慮反應的那些時刻

即使是最容易焦慮的人，也不一定總是以焦慮的方式對情況做出反應。開始注意自己以下的情況：

- 自然而然地往好處想。
- 有自信能完成具有挑戰性的任務。
- 接受他人評價時沒有將之當作有針對性或毀滅性的。
- 追尋所求，而不會過度猶豫。
- 感到被接納與放鬆。

開始注意自己是時而焦慮時而有自信的，而不是將焦慮和自信視為兩種互斥的特質。我諮詢過的焦慮患者，在生活中都有一些讓他們自然而然感到有信心和自我肯定的領域，無一例外。而且有許多人其實都很有自信。並不是我虛構或誤判，而是他們的焦慮和自信同時存在他們的性格之中。事實上，人們也常常稱讚我是一個很有自信的人。正如你從我個人的例子中了解的那樣，我也非常容易焦慮。對我來說，「我有自信」和「我很容易焦慮」，兩者都是事實。這兩者共存於我的天性之中。我相信你也是一樣，如果你懷疑這點，回顧一下《綠野仙蹤》的故事，獅子擔心自己沒有勇氣，而錫人擔心自己沒有心。但他們一直都有，只是他們沒有意識到自己所具備的特質。

即使是最容易焦慮的人也不會一直處於焦慮狀態，為什麼我要指出這點呢？當你用特定方式自我定義時，注意其中的灰色和模糊地帶，這將有助於你發展出更靈活的思考方式。找出你性格中的灰色地帶，目的是要讓你不要用太嚴格的方式為自己貼上標籤。

實驗：最近是否有發生哪些事，是別人可能會感到很焦慮，但你卻沒有的？

了解你獨特的優勢

試著找出五個自己的優勢。不要只考慮工作領域。記得我說的是「自己」，而不是一隻忙碌的蜜蜂。如果你沒辦法馬上想出來，那就開始注意自己哪些時候做得很好，或者哪些時候你對自己的感覺很良好，並問問自己是哪些優勢促成了這些好的情況。

如果你想進行一些正式的優勢測驗，你可以在網路上找一些來嘗試。網路上有很多免費的測驗。不過有時候那些最有科學數據的，大家不一定會覺得最有用或最有趣。

一旦你列出了你的前五個優勢，試著在你遇到有待克服的問題時參考這個清單。例如，如果你的優勢是足智多謀，那麼當你需要解決困難的時候，就記得你有這種優勢。若要提高你的心理靈活度，就試試以新的方式運用你的優勢，而不是依照你往常的運用方式。比如說，如果你經常運用你的足智多謀來想出完成任務的辦法，那麼可以試著運用你的機制，來找到一個可以承接這份工作的外包人員。如果你通常會非常盡責地完成任務，那麼就盡量運用你的責任感來限制自己在任務上投注的時間和精力，並且堅持你所訂定的限度。

實驗：列出五個你自己最大的優勢。你可以隨時自由地修改你的清單（畢竟這是你個人的清點），所以不要太過要求完美。寫出清單之後，找一項你最近需要完成的任務。你可以如何以新的方式運用你的五項優勢來完成這項任務呢？

挑戰剩餘的固定心態

人們通常還有待加強的領域就是固定心態，也就是認定自己的能力是固定且不可能改變的。正如我們所討論的那樣，這往往會導致努力的成效不佳。

所以要繼續獵捕你剩餘的固定心態。為什麼這個如此重要？因為固定心態會讓人們覺得一直有某些東西阻礙了他們，或者會讓他們覺得自己有某種程度上的缺陷。例如在前面的第六章中，我們討論過「我不是一個有想法的人」這種固定心態。還有一些常會出現的固定心態是「我不擅長交際」或「我不擅長談判」（第四章中我曾簡短舉例）。

克服固定心態的關鍵，是找到一種方法來練習有效且適合你「固定」技巧。以交際來舉例，我喜歡透過 Facebook 上的專業社團來交際。社團中的成員會提問、回應並分享許多有用的資訊。這些社團的美妙之處在於，人們可以視自己的時間和意願，隨時融入或離開一項討論。我根據我的優勢（使用科技產品）和喜好（不用花時間整理儀容），找出適合我參與交際的方式，並且改變了我不擅長社交和無法進步的固定心態。這甚至改變了我之前確信的想法，讓我不再認為自己不喜歡社交。

每當你發現自己仍堅持著固定心態時，問問自己如何以適合自己的性格、才能和喜好的方式練習這項技能。如果你對自己的感受很不好，那就問問自己是不是固定心態正在作祟，以及有沒有一個成長心態的替代方案。

實驗：當孩子們說「我不喜歡數學」時，通常根本的問題是他們覺得數學很難。那麼你不喜歡的技能是什麼呢（例如社交或談判）？你往往能在不喜歡的技能範圍中獵捕到隱藏的固定心態，並且這些心態也很有可能被改變。有沒有什麼方法，是你有可能去獲得你本來不喜歡的技能，而那些技能又會對你的核心優勢和興趣發展很有幫助？你不需要現在就承諾去做某件事，這只是一個思考練習。例如，有人很喜歡化學，但不喜歡烹飪，可以開始思考化學能應用在烹飪中的那一部分。

替換掉負面性格標籤

負面性格標籤是比固定心態更嚴重的問題。負面性格標籤的例子包括了「我很自私」、「我需索無度」、「我惹人厭」、「我很弱」、「我有缺陷」、「我無能」和「我不配」。這些例子真是嚇人！這些負面信念白紙黑字地寫出來看似誇張，但很多時候人們都沒有意識到自己有這樣的信念。如果你看到這些例子第一個立即反應是：

「我從來沒有這樣看待過自己」，或是：「只有那些超級憂鬱的人才會這樣想吧」，那麼請多花點時間，確定一下自己是否絲毫沒有出現過這樣的想法。有可能你只有20%的時間會將這些負面性格標籤貼在自己身上，但即使只有這麼少，也會是個問題。

負面性格標籤分為兩種類型。兩種皆可以透過努力被改變。其中一種類型非常頑固，例如，你認定自己很無能，而且不願接受其他想法，甚至在情緒處於正面狀態時，也不願意接受。另一種類型的負面性格標籤會隨著你的情緒、焦慮和壓力起伏。當你情緒低落時，你就會比情緒處於正面狀態時，更加強烈地認定那些負面性格標籤。如果你的負面性格標籤會隨著情緒、焦慮或壓力等短暫的事件而改變，那麼你會更容易去發現到這種標籤只是負面情緒的產物，並不是真的。

實驗：想替換掉負面性格標籤，試試看以下的步驟：

1. 選擇一個新的、正面的，並且是你希望擁有的性格標籤。例如，如果你的舊信念是「我很無能」，那就可以選擇「我很能幹」。

2. 為你目前認定舊的負面性格標籤打分數，數值在零（＝我完全不這樣認定）到一百（＝我完全這樣認定）之間。然後也為新的正面信念打分數。例如，你可能會說，你認為「我很無能」是九十五分，而「我很能幹」是十分（這兩個數字不需要相加等於一百）。

3. 製作一個「正面數據日誌」和一個「歷史數據日誌」。加強新的正面性格標籤，往往會比試圖打破舊的負面性格標籤更有可行。以下我將提供你兩個實驗，幫助你強化新的標籤。

正面數據日誌：接下來的兩個星期中，寫下能夠佐證你新的正面性格信念的例子。比如，如果你試圖更加認定「我很能幹」這個想法，那就在某天你準時赴約的時候，就把這點寫下來當作佐證。

不要落入認知陷阱，把你的某些證據大打折扣。像是，如果你犯了一個錯誤，但你馬上就解決問題了，這就是你很能幹的證據，而不是你很無能，所以你可以把這點放在你的正面數據日誌中。

歷史數據日誌：在這個日誌中，你要回顧了你人生中的各個階段，並從那些階段中，找到能夠佐證你正面人格信念的例子。這個實驗能幫助人們更加相信這些正面性格也是他們長久以來天性的一部分。進行這個實驗時，請將你的人生階段切分成任何你所想要的大小區塊，例如每四到六年是一個階段。如果你只有二十幾歲，那麼你可以選擇每三年或每四年是一個階段。

延續前面的舉例，如果你正在處理「我很能幹」這項信念，那麼童年時期的證據可能像是學習走路、學習說話或交朋友。由你自己來想出例子。在你的青少年時期，你一般生活能力的證據可能是，考到駕駛執照（沒錯，就算你考了三次，也是一項重要的證據）。大學早期階段的證據則可能是，選對了專業科目並拿到學分。完成正規教育後的證據，可能是找到養活自己的工作，並找到房子。你也應該找一些社交領域中的證據，例如找到交往對象，或是在發現這段關係不適合你之後，找到和對方分手的方法。這些舉例的目的，是要向你自己證明「我很能幹」是比「我很無能」更真實的特質。

其他你可以試圖加強的正面性格信念可能有「我很堅強」（並不軟弱）、「我值得被愛」（並非惹人厭），還有「我值得被尊重」（並非毫無價值）。有時負面性格信念的另一面是很明確的，就像「堅強／軟弱」的例子一樣，但有時候也會有好幾種其他的可能，如果是這樣，你可以選擇其中一種。

4. 重新評估你對負面和正面性格標籤的相信程度。做完數據日誌之後，應該會有一些變化。例如，你現在可能認為「我很無能」是五十分，而不再是九十五分，並且相信「我很能幹」是六十分，而不是十分。你可能已經維持了很長一段時間的負面性格信念，所以改變也不會像泡一碗泡麵一樣那麼快速。

如果你想針對這部分更進一步努力，我的一些患者們都很喜歡一本叫做《重建生命的內在模式》（*Reinventing Your Life*）的書。如果你認為調整負面性格標籤是你需要做的事，那麼你可以運用這本書。去找認知行為治療師諮詢時，你也可以告訴對方你已經針對一些思維錯誤做出努力，像是揣測他人心思、將評價當作有針對性的或負面預測，但你還想要再加強一些核心信念（core belief）。「核心信念」是一個常見的臨床用語，也就是我所說的正面和負面性格標籤。

備註：正面數據日誌與歷史數據日誌練習源自克莉絲汀・佩德絲基（Christine Padesky）博士所開發的習作。

找到你的互助網

這本書大部分的內容都聚焦在幫助你處理內在世界。我想用這最後一部分來讓你思考其他人可以扮演的角色，或者已經正在扮演的角色，他們可以幫助你喜歡和接受自己的天性，鼓勵你做一些對你有意義的的事情，即使這些事情可能會在一開始讓你感到無助。

互助網中的人們若能扮演以下角色，往往能讓焦慮的人大受幫助：

- **接受者：**指的是你覺得百分之百接受你的人，以及能幫助你更加接受自己的人。這個人可以幫助你看到自己的不完美和古怪的脾氣，但不會讓你覺得這些特質是會讓你遭到他人拒絕的致命缺陷。在接受你天性的同時，這個人也應該是設下一些限制的人，像是，當你讓自己陷進擔憂的泥沼之中時，他不會隨之起舞。
- **推動者：**這是一個會鼓勵你去做某些事的人。理想情況下，這個人是在你想要成功的領域中，已經取得成功的人，並且輕輕推動著你去嘗試跟隨他的腳步。如果你本來就已經在領域中取得了一定程度的成功，那麼這個人應該是一個領先於你的人。
- **思緒清晰者：**這則是一個可以與你討論抉擇的人，並且會提出一些明智的看法。他不會替你解決問題，但會與你腦力激盪，為你注入有用的意見，幫助你推進想法。

這些支持你的人不可能神奇地憑空出現。要花時間建立、培養和珍惜那些能這樣幫助你的人際關係。針對人際關係的研究顯示，支持我們的人能幫助我們看到自己忽略的正面特質。對的支持者們將讓你更明確地欣然接受自己多面的天性，並幫助你擺脫你對自己過於狹窄或負面的認知。隨著你的自新、自我認知和自我接納越發蓬勃地發展，你將會發現採取行動變得更容易了，即便那些行動會引發你的焦慮，或讓你感到無助，你也能繼續前進。

結語

現在來到了我們共同旅程的終點了。感謝你為理解、學習駕馭焦慮所付出的努力。在接下來的幾個月裡，你無疑會有很多機會將你在本書中學到的觀念應用到你的生活中。透過這個過程，你獲得的觀念將轉化為技能，讓你能隨時隨地運用這些技能來應對任何情況。

誠摯祝福

愛麗絲

致謝

這本書大部分的內容都是來自我的焦慮和 CBT 的認知行為模式訓練。我要感謝千千萬萬的研究人員，他們的貢獻讓我們全體對於焦慮心理學有了更多的理解。我還要感謝我諮詢的患者，透過他們的努力和配合，我們教導了彼此許多個人心理學觀點。

還有許多人參與了這本書的誕生過程。我的超級經紀人吉爾斯．安德森（Giles Anderson）大力促成了這本書，並幫助我在短短幾個月之內將一個出書的想法轉變為一份出版合約。我在近地點叢書（Perigee Books）的編輯梅格．雷德（Meg Leder），是每位作者心目中的理想編輯，她讓這本書變得更好。

在我的心理學生涯中，我很幸運地擁有一些很棒的老師：葛斯．弗萊徹教授（Garth Fletcher）、法蘭．弗圖博士（Fran Vertue）以及珍娜．拉納特教授（Janet Latner），他們教導我專業技能，並給予我信心。

我要感謝我的配偶凱薩林．伯奈爾博士，不僅閱讀了無數的草稿，更在我不聽從自己的建議時點醒了我。還有，雖然有點煽情，但不得不提到我的媽媽，我愛你，知道你無論如何都會支持我，給了我後盾和安全感，讓我能夠去追求自己的目標。

寫書是一段孤獨的過程，若不是我在 PsychologyToday.com 網站上，透過部落格認識了許多其他心理學作家，融入了這個美好的社群，我一定會感到非常孤單。通過博客認識的其他心理學作家的精彩社區，可能會感到孤獨。我的部落格作家朋友們一直都非常慷慨地給予我友誼和建議，包含蓋．溫奇博士（Guy Winch）、法學博士托妮．伯恩哈德（Toni Bernhard）、阿圖．馬克曼教授（Art Markman）、蘇珊紐曼博士（Susan Newman）、明蒂．格林斯坦博士（Mindy Greenstein）、芭芭拉．馬克韋博士（Barb Markway）、琳恩．索拉婭（Lynne Soraya）和梅格塞利格（Meg Selig）。

高寶書版集團
gobooks.com.tw

HD 107
與焦慮和解：
克服過度完美主義、拖延症、害怕批評，從自我檢測中找回生活平衡的實用指南
The Anxiety Toolkit: Strategies for Fine-Tuning Your Mind and Moving Past Your Stuck Points

作　　者　愛麗絲．博耶斯（Alice Boyes）
譯　　者　劉佳澐
主　　編　吳珮旻
編　　輯　賴芯葳
封面設計　巫麗雪
內頁排版　趙小芳
企　　劃　鍾惠鈞、何嘉雯

發 行 人　朱凱蕾
出　　版　英屬維京群島商高寶國際有限公司台灣分公司
　　　　　Global Group Holdings, Ltd.
地　　址　台北市內湖區洲子街88號3樓
網　　址　gobooks.com.tw
電　　話　（02）27992788
電　　郵　readers@gobooks.com.tw（讀者服務部）
　　　　　pr@gobooks.com.tw（公關諮詢部）
傳　　真　出版部（02）27990909　行銷部（02）27993088
郵政劃撥　19394552
戶　　名　英屬維京群島商高寶國際有限公司台灣分公司
發　　行　英屬維京群島商高寶國際有限公司台灣分公司
初版日期　2019年03月

The Anxiety Toolkit: Strategies for Fine-Tuning Your Mind and Moving Past Your Stuck Points by Alice Boyes Ph.D
This edition published by arrangement with the TarcherPerigee, an imprint of Penguin Publishing Group, a division of Penguin Random House LLC.

國家圖書館出版品預行編目（CIP）資料

與焦慮和解：克服過度完美主義、拖延症、害怕批評，從自我檢測中找回生活平衡的實用指南/ 愛麗絲．博耶斯（Alice Boyes）著；劉佳澐譯. -- 初版. -- 臺北市：高寶國際出版：高寶國際發行, 2019. 03
　面；　公分. --（HD 107）
譯自: The Anxiety Toolkit : Strategies for Fine-Tuning Your Mind and Moving Past Your Stuck Points

ISBN 978-986-361-646-7（平裝）

1.焦慮症　2.通俗作品

415.992　　108001359